❋ 가을의 수련	•91
⑬ 입추立秋(7월절)	•97
⑭ 처서處暑	•101
⑮ 백로白露(8월절)	•105
⑯ 추분秋分	•110
⑰ 한로寒露(9월절)	•114
⑱ 상강霜降	•118
❋ 겨울의 수련	•122
⑲ 입동立冬(10월절)	•130
⑳ 소설小雪	•135
㉑ 대설大雪(11월절)	•139
㉒ 동지冬至	•143
㉓ 소한小寒(12월절)	•147
㉔ 대한大寒	•152
㉕ 3·6·9·12월	•155

부록

❋ 오장론	•161
❋ 팔단금좌공법	•171
❋ 몸의 각 부위를 좋게 하는 운동	•185
❋ 안마도인결	•198
❋ 신선들의 건강법	•203
❋ 몸을 튼튼하게 하는 경문	•262
❋ 12경락과 임맥 독맥	•265
❋ 24절기와 특성	•281
❋ 오장육부의 활동이 왕성해지는 시간	•284

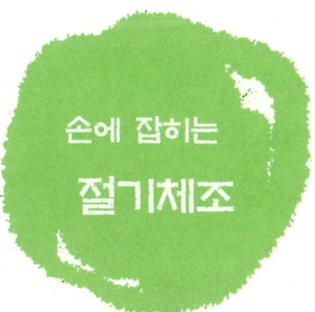

손에 잡히는
절기체조

손에 잡히는 경전시리즈 【7】 절기체조

- **초판인쇄** 2009년 8월 5일　**초판2쇄발행** 2011년 1월 20일
- **편저** 윤상철　**편집** 대유연구소
- **편집인** 이연실 김순영 황상희 유화동 권수희 김재희 문동렬
- **발행인** 윤상철　**발행처** 대유학당
- **출판등록** 2009년 5월 12일　제305-2009-16호
- **주소** 서울 동대문구 휘경동 258 서신빌딩 402호
- **전화** (02)2249-5630~1
- **홈페이지** http//www.daeyou.net 대유학당
- **여러분이 지불하신 책값은 좋은 책을 만드는데 쓰입니다.
- **ISBN 978-89-6369-004-9 00140
- **값 10,000원

추천사

흔히들 인체를 소우주라고 한다.

우주를 구성하고 있는 작은 단위이기도 하지만, 그 자체로 하나의 완벽한 우주를 이루고 있다는 뜻이다. 인체는 우주의 운행에 따라 시간마다 몸의 상태가 바뀐다. 낮에 많이 활동하는 심장 같은 장부가 있는가 하면, 밤에 많이 활동하는 신장같은 장부가 있어서, 우주의 시간따라 계절따라 몸의 상태를 다르게 하는 것이다.

옛 현인들은 이것을 깨달아 몸의 건강을 유지하는 여러 가지 방안을 생각해 냈는데, 그 중에서 대표적인 것이 『24수진』이라는 진희이 선생의 수련법이다. 우주의 기운을 15일 주기로 나누어서 1년을 24단계로 나누고, 그렇게 나뉜 기운의 변화에 따라 운동을 달리 한다는 것이 『24수진』의 요체이다.

예를 들어 모든 것을 살리려는 기운이 돌 때는, 활발하게 움직이는 마음과 생명을 늘리고자 하는 간장을 수련하고, 모든 것을 죽이려는 기운이 돌 때는, 펼쳐 놓았던 것을 거두려는 마음과 생명을 보존하고자 하는 폐장을 수련하는 것이다. 각 장부에는 딸린 경락이 있으므로, 그 경락의 길이 잘 유통하도록 신체 부위를 운동시켜 주는 것이다.

  1천여 년 전의 대선인이신 진희이 선생께서 창안하시고, 그 후로도 많은 선인들이 이 방법으로 수련을 하여 장생의 길을 열었으나, 몇몇 사람에게만 전해졌을 뿐 세상에 드러나지 않던 것을 윤상철선생이 10년 전에 책자로 만들어 보급했고, 더욱 확대보급하기 위해 포켓용으로 작게 만들어서 휴대하기 편리하게 하였다.

  윤상철선생은 50이 된 나이에도 불구하고 대학원에 들어와 공부를 하면서 인연을 맺었고, 또 도인술에도 관심이 많아서 화타오금희에 대해서도 많은 대화를 나누었는데, 오늘 또 이렇게 『24수진』과 『팔단금좌공법』 등을 일목요연하게 도해圖解한 책을 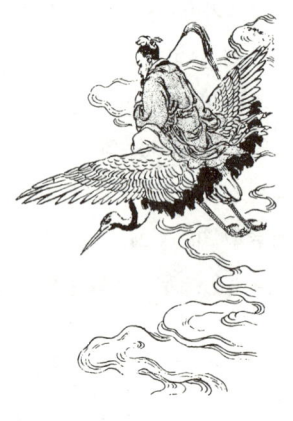 가져와 축하의 글을 써달라고 하니, 평소 화타오금희를 수련하며 기공을 공부한 사람으로써 또 다른 감회가 있는 것이다.

나는 이미 대만에 공부하러 갔을 때 곽정헌사부님으로부터 화타오금희를 전수받는 인연을 맺은 후로, 하루도 거름없이 수행을 해왔기 때문에 기공의 좋은 점을 잘 알고 있다.

기공을 하면서 아쉬움을 느꼈던 것은, 누구나 기공이 쉽고 좋은 것은 알지만, 너무 쉽기 때문에 그 고마움을 잊기 쉽다는 것이다. 그런 점에서 이번에 발행되는 포켓용 기공책은 늘 가지고 다니면서 실천할 수 있다는 장점이 있다. 특히『24수진』이나『팔단금좌공법』은 유명한 기공법으로, 이 책대로 수행을 한다면 두 달이 되지 않아 건강을 이룰 수 있을 것이고, 1년 안에 묘미를 온 몸으로 느끼게 될 것이다. 어찌 좋은 방법을 두고 헛되이 살다 늙고 병듦을 한탄만 할 것인가? 이것을 쓰고 안쓰고는 각자의 뜻에 달린 것이지만, 늙고 병들지 않기를 바라는 사람은 이 방법을 금과옥조로 삼아야 할 것이다.

이 책을 사람마다 가지고 다니면서 모든 사람이 즐겁게 살기를 바라며, 이렇게 쉽고도 상세하게 책을 펴 낸 윤상철선생의 그간 노고를 추천의 글로 위로하는 것이다.

己丑年 芒種之節에

성균관 대학교 유학 동양학부장 金聖基

책머리에

우리는 아침에 출근할 때에 "오늘 날씨가 어떨지?"하고 생각합니다. 그리고 날씨에 맞춰서 옷을 입습니다. 화창하고 따뜻하다면 가벼운 옷차림을 할 것이고, 비가 온다든지 쌀쌀하다면 두터운 옷차림을 할 것입니다. 또 냉방이나 난방시설이 잘 된 곳에서 일하는 사람은 기후에 덜 신경써도 될 것이고, 그렇지 못하고 한 데서 일하는 사람은 기후의 변화에 더 민감하게 신경을 써야 될 것입니다. 이렇게 날씨에 따라 옷을 바꿔 입는 것은, 밖의 기후에 맞춰 대비를 함으로써 우리의 건강을 지키고자 하는 것입니다.

봄은 생겨나게 하고 여름은 자라게 하며 가을은 거두어 들이고 겨울에는 감추어 갈무리한다는 현상은, 이제껏 내려온 진리이고 앞으로도 또 그렇게 될 것입니다. 해와 달은 순환해서 그치지 않으며, 강과 하천은 흘러서 멈추지 않으며, 1년에는 봄·여름·가을·겨울이 있어 순환반복하며, 사람에게는 기혈의 순환이 있어 이에 의지해 생존합니다. 자연계의 현상과 인간의 생리현상은 밀접한 관계가 있고, 또 일정한 규칙이 있습니다.

지구에는 춥고 더운 것이 순환 반복하는데, 이를 세분하면 4계절이요, 더 나누면 24절기가 됩니다. 사람은 이러한 음양의 변화속에 기운이 발동하여 기혈이 생하고 쇠하는데, 이렇게 장부에서 발생해 흘러간 것이 경락을 통해 공급되어 인간의 생명활동을 유지하게 하는 것입니다.

사람은 물론 지구상의 모든 생명체에 있어서 24절기의 자연적 현상의 영향에서 벗어날 수 없습니다. 봄과 여름에는 점차 올라가는 기온에 맞춰 차츰 활발하게 움직이고, 가을과 겨울에는 점차 내려가는 기온에 적응해 활동량을 줄여나갑니다. 겉으로 드러나는 활동뿐만 아니라, 몸속에서 우리의 건강을 유지하고 지켜나가는 오장육부, 그리고 오장육부에서 발생한 기혈을 온몸 구석 구석에 날라주는 여러 경락도 그러한 적응을 해 나갑니다. 그래서 계절의 변화에 맞춰 해당 오장육부와 경락을 돕는 운동을 하면 몸의 기관이 강화되어 더욱 건강한 삶을 누릴 수 있는 것입니다.

이미 1,000여 년 전에 송나라의 대선인이자 유학자인 진단陳摶(진희이)선생이 창안한 24수진도와 팔단금 좌공법八段錦坐功法은 "절기마다 기운의 흐름이 다르고, 그 흐름에 따라 양생법養生法이 다르다."는 대전제하에 우리의 건강을 극대화할 수 있는 선도仙道의 수련법입니다. 또 단순히 건강을 유지하는데 그치지 않고, 이 방법대로 오랫동안 수련하면 더욱 젊어질 수 있다는 데 더욱 묘미가 있습니다.

혹자는 "기존의 건강을 유지하는 것은 가능하지만, 나면 죽게 마련인 생명체의 하나로 어떻게 더 젊어질 수 있겠는가?"하는 의문을 가질 것입니다. 그러나 정성을 다해 자신의 몸과 마음을 닦으면 누구나 성인聖人이 될 수 있고, 나아가 영생불멸하는 선인仙人이 될 수 있다는 것이 동양의 전통적 사상이고 보면, 이러한 의문이 생길 수도 있을 것입니다.

생명을 구성하는 원소가 모여서 사람을 이루고 삶을 영위하는 것이라면, 마찬가지 논리로 삶을 영위하고 있는 생명체를 되돌려 처음의 생명을 구성할 상태로 돌아가게 할 수도 있다는 것입니다. 그 1단계가 거의 무한의 생명력이 있는 자연의 질서에 순응하는 것이고, 2단계가 모체에서 태어날 때의 강력한 생명력을 찾는 것이며, 3단계는 자신의 몸속에 새로운 생명체를 만들어 원기를 유지하는 것입니다.

이러한 생각이 아니더라도, 간단하고도 쉬운 동작으로 육체의 건강뿐 아니라 정신적인 안정감을 얻을 수 있다면 이 보다 더 좋은 일은 없을 것입니다.

 이에 대한 깊은 지식은 없지만, 많은 사람들에게 이러한 좋은 건강법이 있다는 것을 알리고 싶어 미흡하나마 자료를 수집 정리하였고, 뜻을 같이하고 정성을 다해 교정을 보아주신 김재희 권수희 두 분과 대유연구소의 문동렬 이연실 두 연구원, 그리고 자료수집에 도움을 주신 전정극 권일찬 백인학 김병각 송규홍님의 덕택으로 이 책이 쉽고 폭넓어지는 큰 힘이 될 수 있었습니다. 이 책의 내용을 누구나 쉽게 익혀 언제나 건강하고 즐거운 삶을 누린다면 더 이상 바랄 것이 없겠습니다.

 이 책은 1999년 초판이 발행되어 많은 사랑을 받았던 책인데, 수정과 보완을 이유로 몇 년을 내지 못한채 미루고 있었습니다. 늦었지만 『손에 잡히는 시리즈』로 다시 탄생하게 되어, 가지고 다니면서 건강에 일조를 할 수 있다고 생각하니 저절로 미소짓게 됩니다.

진희이 선생께 큰 절을 올리며
己卯年 유월 초이레 乾元 尹相喆

일러두기

① 이 책에 나오는 각 동작은 근육을 단련하는 수련이 아니고, 정신과 경락을 단련하는 것이다. 따라서 땀을 뻘뻘 흘릴 필요 없이 자연스럽게 하되, 동작과 호흡 하나 하나를 최대한 천천히 하면서 온 정신을 집중해야 한다.

② 먼저 동작을 익혀가며 수련을 하고, 틈나는 대로 절기에 따른 기운흐름과 운동효과에 대해 설명한 것을 보면 많은 도움이 될 것이다. 또 부록의 내용을 익혀서 절기운동을 하는 틈틈이 수련하면 더욱 좋은 효과를 보게 될 것이다.

③ 특히 「팔단금좌공법」은 세계적인 대학자이자 '낮퇴계 밤퇴계'라는 애칭으로도 알려진 퇴계 이황선생께서 『활인심活人心』이라는 저서에 「도인법導引法」이라 하여 친히 그림까지 그려가며 칭찬을 하신 선가仙家의 유명한 수련법이다. 반드시 익혀서 체득하면 원하는 바의 건강을 얻을 수 있을 것이다.

④ 수련하는 시간은 각 절기의 수련마다 다르다. 될 수 있으면

정해진 시간에 하는 것이 좋으나, 사람에 따라 체질이 다르므로 자신에게 편리한 시간에 해도 관계가 없다.

⑤ 봄·여름·가을·겨울의 수련 중 경락수련법 등 각 수련법은 부록의 그림을 참조하면 이해가 쉬울 것이다.

⑥ 24절기수련법은 각기 15일씩 연마를 하면 된다. 절기는 황도를 따라 24등분하여 계절을 세분한 것으로, 시령時令 또는 절후節候라고도 하며, 한 절기는 약 15일을 맡는다. 따라서 각 절기에 해당하는 수련법을 각기 15일씩 수련하게 되는 것이다. 예를 들어 입춘의 수련법은 입춘부터 다음 절기인 우수 직전까지의 15일을 수련하는 것이다.

⑦ 만약 병이 있는 사람이라면 절기에 다른 운동보다, 자신의 병을 치료하는데 가장 적합한 약이나 운동을 찾아서 하는 것이 좋다. 24수진법의 다음에 설명된 「팔단금 좌공법」을 비롯해서 「몸의 각 부위를 좋게 하는 운동, 안마 도인결, 오장론, 신선들의 건강법」 등은 절기에 관계없이 자신의 몸상태에 따라 수련을 하면 좋다. 또 몸에 특별히 병이 없더라도 절기에 맞춰 24수진법을 수행하면서 틈틈이 이와같은 방법으로 수련을 한다면, 지속적인 건강을 유지할 수 있을 것이다.

⑧ 이 책은 『내외공도설집요內外功圖說輯要』 『선불어록仙佛語錄』 『활인심방活人心方』 『삼재도회三才圖會』 『중국신공中國神功』 『성명법결 명지性命法訣明指』 『혜명경慧命經』 『유경도익類經圖翼』 등을 참정하여 그림과 생각을 더해서 편집하였다.

기본적인 자세

 아래에 열거하는 일곱가지 방법은 모든 수련에 공통적으로 들어가는 것이다. 이 중에서 {정좌법}은 수련하기 전의 기본자세이고, {악고법}은 수련하는 도중에 많이 사용하는 자세이며, 나머지는 수련하기 전과 수련이 끝났을 때 마무리로 하는 자세이다.

① 정좌법正坐法

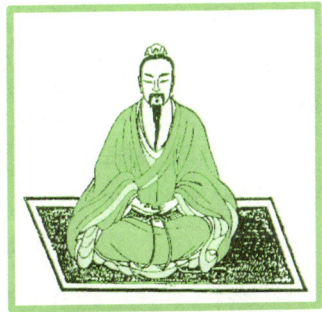

 혀끝을 위로 가볍게 올려서 잇몸쪽에 가까운 입천정에 붙이고, 어금니를 지그시 깨물며, 턱을 약간 당기고, 어깨는 자연스럽게 아래로 내리며, 등뼈는 곧게 세우고, 가슴은 너무 앞으로 내밀지 말고 무엇을 감싸안듯이 한다. 이런 자세에서 천천히 숨을 내쉬고 들이쉬는 호흡을 하여 심신을 안정시킨다.

- 호흡법에는 순호흡법과 역호흡법이 있는데, 순호흡법은 들이쉴 때 복부가 커지고 내쉴 때 작아지는 호흡법이고, 역호흡법은 들이쉴 때 복부가 작아지고 내쉴 때 커지는 호흡법이다. 초심자들은 순호흡이 좋고, 어느 정도 수준에 이르렀을 때는 역호흡으로 고치는 것이 좋다고 한다.
- 순호흡이든 역호흡이든 간에, 생각에 따라 기운이 흘러가므로 온 신경을 호흡의 내쉼과 들이쉼에 두어야 하고, 또 호흡을 미미하게 하여 숨쉬는 소리가 나지 않도록 신경을 써야 한다.

② **악고법**握固法

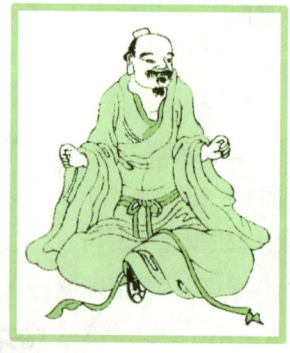

'악고'에 대해서는 분명한 뜻이 밝혀지지 않아 여러 가지 이론이 있으나, 가부좌를 할 때 주먹을 살며시 쥐고, 오른쪽 발꿈치로는 불알과 항문 사이를 누르게 해서, 정기가 누설되지 못하도록 하는 자세를 말한다. 이 때 눈을 감고(또는 반만 감고) 정신을 집중함은 물론, 엄지손가락을 나머지 네 손가락으로 감싸쥐게 되는데, 엄지손가락의 끝이 가운데 손가락의 마디에 닿도록 한다. 혹은 엄지손가락을 나머지 네 손가락으로 감싸서 주먹을 쥐는 자세만을 뜻하기도 한다. 정기가 누설되지 않고 눈을 밝게 한다는 자세로, 종일토록 주먹을 쥐고 있으면 사기邪氣와 백독百毒이 침범하지 못한다고 한다.

③ 고치법叩齒法

엄지손가락을 뺀 나머지 네 손가락을 자연스럽게 붙인 상태에서, 손끝으로 이와 잇몸을 가볍게 두드린다. 윗니와 아랫니 등을 골고루 두드려 자극하면 침이 많이 나오게 되고 신장이 건강해진다. 이 두드리기를 36회 정도 한다.

또 다른 방법은 어금니를 지그시 물듯이 하는 방법으로, 주로 수인手印을 하고 앉아있을 때, 즉 손을 쓰면 정신이 산만해질 때 쓰는 방법이다.

> - 고치叩齒는 이빨의 신경을 단련함으로써 이빨을 단단하게 하고 충치를 예방하며, 이빨의 통증을 완화한다. 또 신장은 뼈를 다스리는데, 이빨은 뼈를 만들 때 제일 마지막으로 만들어진다. 잇몸을 두드릴 때 침샘을 자극하여 많은 침이 나오는데 이를 수구법을 사용해서 삼키면 신장을 튼튼하게 하고 허리를 강화시키는 작용을 한다.

④ 토납법吐納法

입을 통해 나가는 것을 '토'라 하고, 코를 통해 들어오는 것을 '납'이라고 한다. '토'는 가늘고 가늘게 해야하고, '납'은 계속해서 이어져야 한다.

토납법을 실시할 때 '토'하면서 내는 소리 흉내에 여섯이 있고, 밖으로 소리를 내서는 안된다. 이를 '육기가결六氣歌訣'이라고도 한다. 평소에도 몸이 안 좋을 때 아래의 처방과 같이 토납법을 실시하면 좋은데, 너무 무리하게 하면 오히려 기운이 상할 수 있다.

㉠ 하呵 '하'는 심장과 관련이 있다. 혀와 입안이 건조하고 깔깔하며 몸이 답답해서 열이 날 때 '하'의 입모양으로 기운을 내보내면, 피로에 지친 심장의 질병이 사라진다.

퇴계(이황)선생은 '회'로 발음하라고 하셨다.

㉡ 호呼 '호'는 비장과 관련이 있다. 주로 소화기관을 다스리니, 답답하고 더운 기운이 막혀 배가 불룩하며, 사지의 기운이 막히고, 마음이 심란해서 기운이 어지러울 때, '호'의 입모양으로 숨을 불어내면 뱃속이 편해진다.

퇴계선생은 '후'로 발음하라고 하셨다.

㉢ 희呬 '희'하고 입으로 기운을 내보내는 방법이 최고로 영험하다. '희'의 소리는 밖으로는 코의 뿌리와 관련이 있고, 안으로는 폐장(肺)과 관련이 있다. 춥고 더우며 피곤하고 번민하며 피부에 부스럼이 나는 증상 등은, '희'하고 숨을 내쉬고 들이쉼에 따라 다 고쳐진다.

퇴계선생은 '슝' 또는 'ㅅ ≒ 스'로 발음하라고 하셨다.

ⓔ 허噓 '허'는 간장과 관련이 있다. 주로 눈을 다스리니, 충혈되고 희미해지며 눈물이 나는 것 등은 모두 간장의 열기가 위로 올라와 부딪치기 때문이다. 이럴 때 '허'의 입모양으로 기운을 내보내면 신속하게 낫는다.

퇴계선생은 '휴'로 발음하라고 하셨다.

ⓜ 취吹 '취'하는 소리는 신장과 관련이 있으니, 주로 귀의 병을 다스린다. 이외에도 허리 및 무릎이 냉해지는 병과 남성의 성기가 위축되는 등의 증세가 있을 때, 천천히 '취'하는 입모양으로 기운을 내보내면 약을 쓸 필요 없이 낫게 된다.

ⓑ 희嘻 '희'는 삼초와 관련이 있으니, 삼초에 질환이 생기거나 기운이 조화롭지 못할 때는 '희'하면서 기운을 불어내면 자연히 치유된다.

퇴계선생은 '히'로 발음하라고 하셨다. 이어서 "봄에 '휴~'하면 눈이 밝아지고 간이 좋아지며, 여름에 '회~'하면 심화가 가라앉고, 가을에 '스~'하면 폐기능이 좋아지고, 겨울에 '취~'하면 신기가 평안해지며, 삼초가 약할 때는 '히~'하여 헐떡임을 없애고, 각 계절의 끝달에 '후~'하고 길게 하면 비장의 기능이

기본적인 자세

좋아지는데, 이 모든 소리는 소리의 흉내만 내고 밖으로 소리를 내어서는 안된다. 그러면 보신단보다 좋다."고 하셨다.

⑤ 수구법漱口法

고치법을 하여 입안 가득히 생긴 진액을, 양치질할 때처럼 아랫턱을 상하로 여러번 움직이고, 혀를 사용하여 입안 구석구석까지 진액이 미치도록 한다. 이렇게 함으로써 진액이 더욱 많이 나오고, 또 이와 잇몸을 포함한 입안이 정갈히 소독된다.

⑥ 인진법咽津法

입안에 가득 고인 진액을 세번에 나누어서 '꿀꺽'소리가 나게 삼키는데, 마음속으로 삼킨 진액이 목구멍을 통해 하단전下 丹田으로 모인다고 생각한다. 수구법과 인진법을 할 때는 9회 정도 한다.

> - 수구와 인진은 '적룡교해'라고 말하는 수련법의 한 과정이다. 「팔단금좌공법」 176쪽 참조.

⑦ 산보법散步法

정좌한 자세에서 손발을 풀고 일어서서, 두손을 앞으로 모은 채 편안한 마음으로 천천히 산보한다.

제 1부 / 24수진

제 1장. 봄의 수련

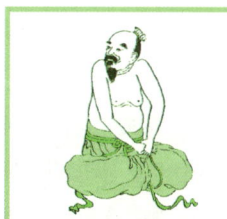
입춘(2/4~18)

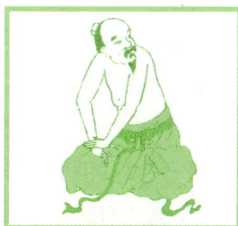
우수(2/19~3/5)

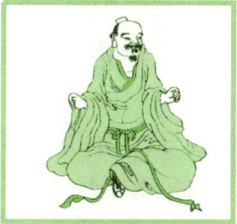
경칩(3/6~20)

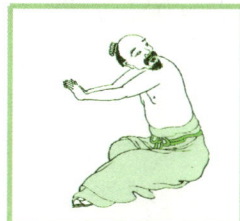
춘분(3/21~4/4)

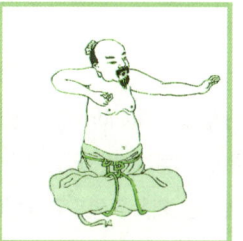
청명(4/5~19)

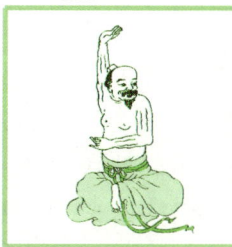
곡우(4/20~5/5)

※ 총론

 봄에는 양기가 발동하여 기후가 점차 온화해진다. 따뜻한 봄바람이 불면 땅 위의 동물 식물은 물론, 땅 속에 숨어있던 벌레까지도 모두 기지개를 켜고 밖으로 나와 활동한다. 봄은 이렇게 모든 생물을 소생시키고 키우며, 겨우내 삭막해진 사람들의 마음을 온화하게 만든다.

 그래서 예로부터 봄에는 어린 생물(초목을 포함해서)을 죽이는 것은 물론, 죽이려는 마음조차 가지는 것을 꺼려왔다. 그런 살생의 마음은 만물이 움츠려들고 숨는 계절(가을과 겨울)에 적합하기 때문이다. 만약 봄에 살생의 마음을 가지면 간과 담의 건강을 해치고, 또 자연의 운행에 역행하게 됨으로써, 여러 가지 재앙을 입게 된다.

 따라서 이 때는 겨울동안 큰 역할을 해왔던 신장을 편안히 해주고, 동시에 봄의 살리는 기운에 맞춰 간장과 담의 기능을 활성화시켜야 한다.

※ 봄에는 주로 간장을 수련한다

 봄의 3개월에는 매달 초하루 아침에 동쪽을 바라보고 정좌를 한 후 고치를 3차례 한다. 적룡교해법을 3차례 하고, 정좌법으로 호흡하기를 9번 하며, 동쪽의 맑은 기운을 입으로 들이마셨다가 침과 함께 꿀꺽 삼키기를 9번 한다. 이렇게 함으로써 간장이 허해지는 것을 보충하고 모자라는 것을 받아들이며 청룡의 기운을 향유한다.

- 공기가 아주 맑은 곳이 아니면 입으로 기운을 들이마시는 행동을 삼가해야 한다.

❈ 육기六氣로 간을 치유하는 법

- 비결에 말하기를 "'허'자 토납법으로써 간을 다스리려면, 두 눈을 크게 뜨고, 입으로는 기운을 토해내고 코로는 들이쉬되, 자신의 귀로 숨쉬는 소리를 들을 수 없을 정도로 천천히 하여야 한다."고 하였다. 기본적인 자세의 [토납법] 15쪽 참조.

'허'자 토납법'으로써 간장을 다스리는 법은, ①코로는 천천히 하면서도 길게 숨을 들이쉬고, ②입으로는 '허'라는 소리를 내듯이 입을 벌리고 숨을 천천히 뱉어낸다.

간장에 병이 있는 사람은 입을 더 크게 벌려 '허'하며 기운을 뱉어내고 코로 들이쉬기를 30번 하면서 동시에 눈을 크게 뜸으로써, 간장의 좋지 못한 기운을 내보내고, 간장 계통의 좋지 못한 열을 제거하며, 사지의 드세진 열을 제거하고, 눈이 희미해지는 것과 눈의 군살 충혈 풍진 등의 증상을 치유하게 된다. 즉 불어내는 동작을 천천히 하면서 여러번 계속하면 여러 병이 치유되고, 두려움도 그치게 된다.

또 간이 허하면 '허'자를 마음속으로 생각하면서 숨을 들이

마심으로써 간을 보양한다. 그러면 간장이 허해지지 않을 뿐 아니라 다른 장기의 좋지 못한 기운이 간장을 침범하지 못한다.

'허'자 토납법의 수련은 너무 많이 하면 안되는데, 그렇게 하면 오히려 진기가 손상되기 때문이다. 항상 심지를 굳게 지켜서, 화내지 말고 마음에 기쁨이 가득하게 하면 간에 병이 생기지 않는다.

❋ 봄철의 섭생법

봄의 3개월은 천지가 만물을 생하고 꽃피게 하는 계절이다. 항상 북돋고 살려주려는 마음을 갖고, 죽이려는 마음이나 남의 것을 빼앗으려는 마음 그리고 벌을 주려는 마음을 먹지 않는다. 이렇게 하는 것이 봄의 기운을 기르고 몸을 보호하는 법이다. 반대로 한다면 간이 상할 될 것이다.

간은 오행에서 목에 속하고 맛은 신맛이다. 목은 토를 이기고, 비장은 토에 속하며, 비장은 단맛을 다스린다. 그러므로 봄에는 신맛을 조금 덜 먹는다 싶게 먹고 단맛을 늘림으로써, 비장의 기운을 길러주어야 균형이 맞는다.

즉 봄의 기운은 최대로 받되, 상대적으로 약해지는 기운을 보충한다. 왜냐하면 봄의 생해주는 기운을 받을 때 좋지 못한 기운도 같이 들어와 병이 되므로, 그 좋지 못한 기운을 몰아내는 운동과 더불어 음식을 통해 균형을 맞춰주는 것이다.

봄에는 양의 기운이 처음으로 올라와 만물을 촉트게 한다. 그러나 정월과 2월 사이에는 추웠다 더웠다 기복이 심해서, 나이들거나 오랫동안 앓던 사람들이 봄기운에 의해 침공을 당하면, 정신이 혼미해지고 나른해져서 오래된 병이 발동하게 된다. 또 겨울동안 끼고 살았던 난로와 두꺼운 옷 그리고 뜨거운 음식을 멀리하게 되며, 몸에서 열이 발산되고, 특히 머리에 열이 많이 나므로 침이 마르게 되며, 사지가 나른해지고, 허리와 다리가 무력해지게 된다.

이런 것은 모두 겨울동안 쌓였던 질환이 기후가 변하면서 조금씩 느끼게 되는 것으로, 특별한 약도 없을 뿐 아니라, 그대로 방치하면 장부를 상하게 하고 다른 질환을 발생시킨다.

오직 풍사風邪(바람에 의해 뇌졸증 증세를 보이거나 바이러스에 의한 감기 증세 등을 말한다)를 줄이고 기운과 조화롭게 사귀어 천식을 삭이며, 음식을 조절해 나가면 자연히 건강하게 되어 병이 없어진다.

봄에는 늦게 자고 일찍 일어나며, 뜰안에서 보폭을 넓게 해서 걷고, 머리를 풀어헤쳐 바람을 쐬게 하며 천천히 걷는다. 전망이 탁트인 곳에서 마음 속의 이야기를 터놓고 함으로써 기운을 펼치는 것이 좋고, 넋빠진 듯이 멍하니 있거나 혼자 꼿꼿이 앉아있는 등 기운이 막히게 하는 것은 좋지 않다.

또 술을 과다하게 먹는 것도 안좋고, 쌀가루를 원료로 한 떡은 소화시키기가 어려우니 노약자들은 삼가해야 한다. 배고프다고 해서 많이 먹는 것도 안좋으며, 날씨가 따뜻했다 추웠다 하므로 따뜻한 옷을 갑자기 벗어도 좋지 않다. 노인들은 기운이 약하고 뼈가 성기며 몸이 약해서 바람과 냉기에 쉽게 상하므로, 따뜻한 속옷을 입고 아울러 난방을 잘해야 한다.

※ 문헌에서 인용

유처사劉處士가 말하기를 "봄에 생기는 병은 거의가 동지에 양기가 소생하면서 시작된다. 양기를 토해내고 음기를 받아들이니, 새벽부터 심장에 열이 나게 되어 외부에서 유입된 양기와 서로 충돌하게 된다. 두 마리 호랑이가 좁은 길에서 만나면 반드시 싸우는 것과 같다. 봄에서 여름으로 바뀌는 때에 이르러서, 한기에 상하고 허열이 나는 계절병(감기 등)에 걸리는 것은, 겨울에 불을 쬐고 또 음식을 불에 구워 먹어서 생긴 심장막의 묵은 가래가 사지로 흘러들어가기 때문이다. 마땅히 가래를 제거하는 약을 복용함으로써 질병이 되지 않도록 해야 한다.

또 등이 춥지 않게 해야 하니, 등이 추우면 폐가 상해서 코가 막히며 해수기침이 난다. 몸에 열이 난다고 생각되면 얼른 상의를 벗고 조금씩 차게 한다. 추위를 더 이상 참기 힘들 때에 이르러 옷을 입고 폐유혈과 위유혈(279쪽 그림참조)의 두 혈이 뜨겁게 될 때까지 주무른다. 이 때는 바람 피하기를 화살 피하듯이 하고, 남녀관계 피하기를 난리 피하듯이 해야 한다."고 하였다.

봄의 수련

운검자雲劍子가 말하기를 "도인법에 있어서 초봄의 자세는, 두 손으로 입을 가려서 그 열기와 진액을 얻은 다음에, 얼굴을 아래 위로 36차례 마찰하여 열을 낸다. 식사후에 이렇게 수련을 하면, 얼굴이 붉게 되고 광택이 나며 기미가 생기지 않는다. 또 이렇게 3년간 수련하면 얼굴이 소녀같이 되고, 아울러 눈이 밝아지며 여러 고질병이 사라진다. 질환이 간장을 따라 들어와 어깨와 등으로 흐르게 되므로, 동쪽의 생기를 들이마셔서 간장을 보양하면서 아래로 단전에 가게 한다. 밖의 삿된 기운이 간장으로 들어와 상하게 하지 못하도록, 입을 벌려 숨을 들이쉬지 말아야 한다."고 했다.

또 "중봄인 2월의 자세는, 정좌하고 앉아 두손을 깍지 낀 다음에 가슴앞으로 손바닥을 댔다가, 손바닥이 밖으로 가게 하여 앞으로 주욱 펴는 동작을 반복하여 간에 있는 풍사風邪를 제거한다. 또 두 손을 깍지껴서 목 뒷부분을 누르고 얼굴은 위를 쳐다봄으로써 서로 힘을 다투게 하면, 열독을 제거함으로써 어깨의 통증과 눈이 잘 보이지 않는 증세가 사라진다."고 했다.

또 "늦봄인 3월에는 만물이 모습을 다 드러내고, 천지가 함께 양기를 발동하고 음기는 엎드리게 되니, 일찍 자고 일찍 일어나는 것이 장기를 보양하는 방법이다. 이 때에 이르러 간장의 기운은 엎드리려 하고 심장의 기운은 왕성하려 하니, 마땅히 간과 신장을 보해야 한다. 주역의 괘로는 양이 음을 결단한다는 택천쾌괘에 해당하나, 반면에 잘 조화한다는 뜻도 있다. 생기가 동방에 있으니, 동방을 향해서 눕고 앉으면 생기를 받을 수 있어서 좋다."고 했다.

운검자가 또 말하기를 "비장을 보양하는 자세는, 좌우로 활을 당기는 듯한 자세를 하면 가슴에 쌓인 풍사風邪를 제거할 수 있다. 이렇게 14차례를 반복하고, 입을 다물면서 마음속으로는 기운이 밖으로 흩어진다고 생각한다."고 말했다.

손진인이 말하기를 "신장의 기운은 쉬려 하고, 심장의 기운은 점차 다가오며, 동방의 목기운은 왕성하다. 따라서 단맛을 줄이고 매운맛을 늘려서, 정기의 균형을 맞춰야 한다. 또 서풍을 피하고 몸과 마음을 편히 가져서 하늘의 운행에 순종해야 한다."고 말했다.

【1】 입춘(1월절)

봄의 수련 입춘

입춘의 개요 양력으로 2월 4일경이고, 1월의 절기이다. 음력 1월을 봄의 처음이라는 뜻에서 맹춘孟春이라 하며, 입춘과 우수의 두 절기가 이에 속한다. 이 때는 보리와 함께 양고기를 먹어서 몸을 보양하고, 푸른색 계통의 옷을 입고 치장을 한다. 『예기』의 월령편이나 『칠정산내편』의 역일편 기후대목을 보면, "동풍이 불어서 언 땅이 녹고, 땅속에서 잠자던 벌레들이 움직이기 시작하며, 물고기가 얼음 위로 돌아다니고, 수달이 물고기를 잡아다 땅위에 늘어놓고 제사지내며*, 기러기가 북으로 날아가고, 초목에서 싹이 트기 시작한다."고 하였다.

- 날이 풀려서 물고기들이 많이 잡힌다는 표현이기도 하다. 수달이 물고기를 잡아 물가에 늘어놓는 것이, 마치 사람이 제물을 진열해 놓고 제사지내는 것과 같다는 뜻이다.

천지의 소리는 각성을 내고, 율은 태주로 바뀌니, 이미 만물은 자신의 모습을 드러낼 준비를 다하였다. 하늘 기운은 하강하고, 땅기운은 상승하여 서로 사귀니, 기후가 따뜻해지기 시작해서 만물이 생기를 얻는다. 이렇게 만물이 소생하는 때이므로, 산림과 논밭 등의 신에 제사를 지낼 때, 잉태해야 하는 암컷은 쓰지 않으며, 벌목도 하지 않고, 둥우리를 뒤집어 새를 잡지 않으며, 특히 새끼 밴 새와 짐승이나 갓난 생물은 죽여서는 안된다. 심지어는 애벌레조차도 죽이기를 꺼려하는 까닭은, 만물을 생겨나게 하는 인仁의 기운을 해치면, 자연의 운행을 방해하여 천재지변의 재앙을 받음은 물론, 자신의 건강도 크게 해치기 때문이다.

봄의 생하는 기운은 인체에는 간에 해당하는데, 자연의 생하는 기운을 따라 간 역시 생하는 작용을 해야한다. 그런데 생물을 해치려는 마음을 갖거나 실제로 해치면, 인의 측은한 마음을 해치게 되고, 몸으로는 간의 기능을 제대로 발휘하지 못하게 되므로, 봄의 기운에 적응하지 못하고 건강을 해치게 되는 것이다.

『예기』의 월령편에도 "초봄에 여름의 정령政令*을 행하면, 하늘의 운행이 잘못되어 비가 제때 내리지 못하고, 초목이 일찍 말라 잎이 떨어지며, 나라에 두려운 일이 생긴다. 가을의 정령을 행하면, 전염병이 크게 유행하고, 회오리 바람과 폭우가 한꺼번에 닥치며, 좋지 않은 잡초들이 무성하게 된다. 겨울의 정령을 행하면 폭우로 인한 홍수피해를 입을 것이고, 눈과 서리로 곡식이 피해를 입을 것이며, 일찍 심은 곡식은 수확을 못하게 될 것이다."라고 하였다.

- 정령政令 : 여기서 '령'이란 시령時令 또는 월령月令을 말하

는 것으로, 정령이란 '때에 맞는 정치'라는 뜻이다. 만물이 소생하는 봄에는 살리는 정치를 베풀고 인을 행할 수 있도록 가르치며, 만물이 활짝 피는 여름에는 무성하게 잘 자라는 정치를 하고 아울러 예절을 가르쳐서 관계를 원만히 하도록 하며, 만물이 수렴하는 가을에는 잘 수확하고 거두어 들이는 정치를 하며 아울러 의리를 가르쳐서 맺고 끊음을 할 수 있게 하고, 만물이 숨어 감추어지는 겨울에는 조용하고도 잘 간직하게 하는 정치를 하고 아울러 지혜를 가르쳐서 자신을 반성하고 잘 지키게 하는 것을 말한다.

이 때 다음과 같이 수련하면, 음양의 조화를 이루어 겨우내 쌓였던 한기를 몰아내고 새로운 봄의 기운을 받아들여 건강한 삶을 누릴 수 있다.

목적 6기 중 초기인 궐음의 소생시키려는 바람기운이 도는 때이므로, 궐음경 및 수소양삼초경을 함께 단련함으로써 초봄의 위로 솟는 기운을 원활하게 소통시키고, 기혈을 조화시켜 풍사風邪의 침해를 방지한다.

방법 ❶ 입춘부터 우수 직전까지는(대개 2/4~18일) 자시(23~1시) 또는 축시(1~3시)에 정좌(반가부좌 혹은 완전가부좌)를 한다. 왼손을 배 아래 몸의 중심부를 따라 자연스럽게 내려놓고 오른손을 그 위에 포개어 얹되(혹은 그 반대로 해도 된다), 손바닥이 위로 가게 한다. 왼손으로 오른손을 가볍게 감싸서 양쪽 손의 엄지손가락이 자연스럽게 맞닿게 한다. 몇 차례 호흡을 하여 전신을 이완시키고 잡념을 배제한다.

- 이 동작은 모든 수련에 앞서 기본적으로 하는 동작이다.

❷ 다시 오른손을 좌측 넓적다리 중 몸통에 가까운 부위에 얹고, 왼손을 그 위에 포개어 'ㅅ' 자형을 만든다. 이 때에는 양쪽 손바닥이 모두 아래를 향하게 한다. 눈은 포개어진 손을 바라본다.

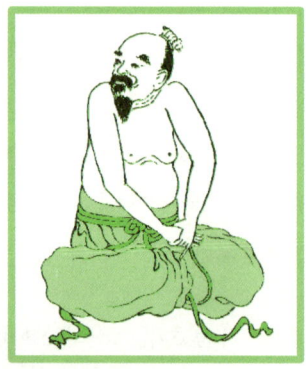

❸ 몸통을 똑바로 세운 채 목과 머리를 최대한으로 천천히 오른쪽으로 돌리면서 숨을 들이쉰다. 최대한 돌린 상태에서 조금 멈췄다가 다시 원래의 위치로 천천히 돌아오며 숨을 내쉰다. 눈은 자연스럽게 동작을 따라서 움직인다. ❷와 ❸의 동작을 3~5차례 반복한다.

- ① 양쪽 눈은 자연스럽게 동작을 따라 움직이고, 몸통을 곧추 세우고 양쪽 어깨를 위로 치킨 채, 마치 머리를 돌려 달을 바라보듯이 얼굴은 약간 윗쪽을 향한다.
- ② 이 때 주의할 점은 몸통을 가능한 한 곧바로 펴서 등이

굽지 않도록 하며, 목을 돌릴 때 목을 길게 위로 뽑듯이 하여야 하며, 숨쉬는 소리가 자신의 귀에도 들리지 않을 정도로 미미하게 하여야 한다.

❹ 원래의 위치로 돌아온 다음, 이번에는 반대로 왼손을 우측 넓적다리에서 몸에 가까운 부위에 얹고, 오른손을 그 위에 포개어 'ㅅ'자형을 만든다. 양쪽 손바닥이 모두 아래를 향하게 하고, 눈은 포개어진 손을 바라본다.

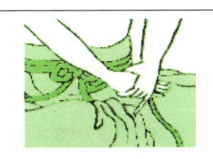

● 우수 때와는 달리 손을 몸통쪽에 가깝게 얹는다.

❺ ❸의 요령대로 하되, 왼쪽으로 목과 머리를 돌렸다가 되돌아 온다. ❹와 ❺의 동작을 3~5차례 반복한다.

❻ 동작이 모두 끝나면 고치법, 토납법, 수구법 및 인진법, 산보법 등으로 수련을 마친다.(일반적으로 고치법 3번, 토납법 9번, 수구법과 인진법 9번을 행한다.)

효과 ❶ 궐음경 및 수소양삼초경이 서로 잘 통하게 함으로써, 풍사風邪의 적체로 인한 목의 통증, 귀 뒷부분의 통증, 어깨의 통증, 등의 통증, 팔(특히 팔꿈치) 등의 통증을 모두 제거한다.

또 수소양삼초경의 적체와 사독邪毒으로 인한 편도선 갑상선 목구멍 등이 붓는 증세를 다스린다.

❷ 양쪽 어깨를 위로 치켜올린 채 목과 머리를 돌리면, 수궐음심포락경과 수소양삼초경의 운행을 돕는다. 동시에 수소양삼초경이 족소양담경과 눈꼬리에 있는 동자료혈*에서 연결되는 것을 돕는다.

● 동자료혈童子髎穴 : 눈의 가장자리에 뼈가 볼록하게 솟아오른 곳에 있는 혈로, 안질환과 두통에 응용한다. 자주 눌러주면 눈을 밝고 맑게 해준다.

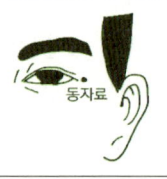

❸ 넓적다리에서 몸에 가까운 부위에 양손을 포개어 '人'자형을 만들어 족궐음간경의 음렴혈과 족오리혈*을 살며시 눌러주면, 수소양삼초경과 족궐음간경의 조화를 돕는다. 특히 눈으로 이러한 행동을 따라감으로써, 족궐음간경을 자극하여 눈을 맑게 하는 효과를 더한다.

이렇게 단련을 하면 머리와 목 그리고 뺨 어깨 팔 등의 힘줄과 뼈 근육 등을 향상시킨다. 따라서 삼초의 풍사와 한사로 인한 기운의 막힘, 뺨과 목의 통증, 머리 어깨 팔 등의 쑤심 등을 제거한다. 아울러 혈관경화와 목뼈가 비대해지는 것을 방지한다.

- 왼쪽으로 고개를 돌렸을 때 반대방향으로 곁눈질하면 시신

경을 단련하여 시력을 증강하고, 눈의 충혈을 없애주며, 눈조리개가 늘어지는 것과 백내장을 막아준다.

● 음렴혈陰廉穴 : 허벅지와 몸통의 경계부위에 위치한 혈로, 허벅지쪽으로 2촌寸 정도 아래에 있다. 성기의 옆에 붙어 있으면서, 불임증을 비롯해서 월경불순 음부의 가려움 등 부인병에 눌러주면 효과가 있다.

● 족오리혈足五里穴 : 음렴으로부터 1촌 정도 더 아래에 있는 혈이다. 오줌 및 정액의 길 또는 고환에 병이 있을 때 눌러주면 효과가 있다.

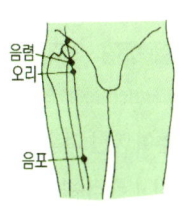

---

❹ 돌아보면서 숨을 들이쉬면 장부를 자극시켜서 기혈을 평형이 되게 하고 생화작용을 촉진한다.

❺ 또 자세를 원위치로 돌리면서 숨을 내쉬면 폐의 구멍을 열어주게 되어, 위를 비롯한 내장에 쌓여있던 좋지 못한 독이 제거된다.

[2] 우수

우수의 개요 양력으로 2월 19일경이 우수雨水이고, 1월의 중기이다(이에 대한 설명은, 1월의 절기인 입춘편 참조).

입춘이 지난 다음부터는 천지에 있는 음양 기운의 만물을 소생시키고 길러주는 활동이 더욱 가시화된다. 지기는 상승해서 구름이 되고, 천기는 하강해서 비가 되니, 초목이 비를 맞고 윤택하게 생장한다. 인체도 겨울에는 찬바람을 느끼다가, 봄이 와서 양기가 승발함에 따라 감기가 들기 쉽다. 이 때에는 수궐음심포락경과 수소양삼초경을 같이 단련해서, 경맥의 기혈운행을 촉진시킴으로써, 체내에 쌓인 풍사와 한사를 몰아내고 그 침범을 막아야 한다.

목적 입춘이 지났지만 아직도 궐음의 바람기운이 남아 있는 시기이다. 궐음경 및 수소양삼초경을 함께 단련하여, 동절기 풍사風邪와 한사에 저항하던 인체가, 봄의 따뜻한 양기를 맞아 적응하지 못하고 발생하는 감기 등의 전염성 질환을 예방한다.

방법 ❶ 우수부터 경칩직전까지는 (대개 2/19~3/5일) 매일 자시

(23~1시) 또는 축시(1~3시)에 정좌하여, 전신을 이완시키고 잡념을 배제한다.

- 입춘의 수행법 참조.

❷ 왼손을 옮겨 좌측 넓적다리 중 무릎에 가까운 부위에 얹고, 오른손을 그 위에 포개어 'ㅅ'자형을 만든다. 이 때에는 양쪽 손바닥이 모두 아래를 향하게 한다. 눈은 포개어진 손을 바라본다.

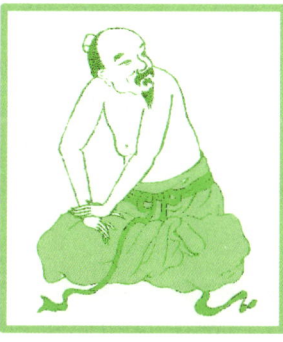

❸ 몸통을 왼쪽으로 비스듬하게 기울인 채 목과 머리를 최대한으로 천천히 오른쪽으로 돌리면서 숨을 들이쉰다.

❹ 최대한 돌린 상태에서 조금 멈췄다가, 다시 원래의 위치로 천천히 돌아오며 숨을 내쉰다. 눈은 자연스럽게 동작을 따라서 움직인다. ❷~❹의 동작을 3~5차례 반복한다.

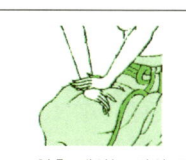

● 입춘 때와는 달리 무릎쪽에 가깝게 얹는다.

- ① 양쪽 눈은 자연스럽게 동작을 따라 움직이고, 입춘 때의 수행과는 달리 몸통을 왼쪽으로 비스듬하게 세우고 오른쪽 어깨만 위로 치킨 채, 머리를 돌려 달을 바라보듯이 하고 얼굴은

약간 윗쪽을 향한다.
- ② 이 때 주의할 점은 목을 돌릴 때 목을 길게 위로 뽑듯이 하여야 하며, 숨쉬는 소리가 자신의 귀에도 들리지 않을 정도로 미미하게 하여야 한다.

❺ 원래의 위치로 돌아온 다음, 이번에는 반대로 오른손을 왼쪽 넓적다리에서 무릎에 가까운 부위에 얹고, 왼손을 그 위에 포개어 'ㅅ'자형을 만든다. 양쪽 손바닥이 모두 아래를 향하게 하고, 눈은 포개어진 손을 바라본다.

❻ ❸과 ❹의 요령대로 하되, 왼쪽으로 목과 머리를 돌렸다가 되돌아 온다.

❼ ❷와 ❻의 동작을 3~5차례 반복한다.

❽ 동작이 모두 끝나면 고치법, 토납법, 수구법 및 인진법, 산보법 등으로 수련을 마친다.

효과 ❶ 수소양삼초경의 적체와 사독邪毒으로 인한 목병(마르고, 부으며, 딸국질, 종기 등)과 귀가 어둡고 땀이 나며, 눈초리의 통증과 뺨의 통증 등을 치유한다.

❷ 입춘 때의 효과와 비슷하다. 다만 두 손을 몸통쪽이 아닌 무릎 가까이 댐으로써, 보다 적극적이고도 큰 동작이 나오며, 또 두 손으로 족궐음간경의 음포혈*을 눌러주어, 양기의 순환을 원활히 해준다.

● 음포혈陰包穴 : '음포'란 음부를 감싼다는 뜻으로, 남자의 고환과 여자의 자궁질환에 관계하는 혈이다. 무릎에서 4촌정도 위로 있다. 오줌누기가 어렵거나 지리는 등 요도의 문제와, 월경불순 및 간이 허할 때 눌러주면 효과가 있다.

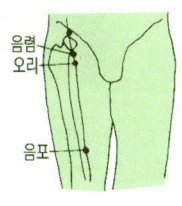

[3] 경칩(2월절)

경칩의 개요 양력으로 3월 6일경이 경칩驚蟄이고, 음력 2월의 절기이다. 음력 2월을 봄의 중간이라는 뜻에서 중춘仲春이라 부르고, 경칩과 춘분의 두 절기가 2월절에 속한다. 1월과 마찬가지로 보리밥과 양고기를 함께 먹어서 몸을 보양한다.

『예기』의 월령편이나 『칠정산내편』의 역일편 기후 대목을 보면, "처음으로 비가 내리고, 복숭아꽃이 피기 시작하며, 꾀꼬리가 울고, 매가 화해서 비둘기가 된다(봄은 양기가 왕성하여 덕을 베푸는 계절이기 때문에, 사나운 매가 양기에 순화되어 유순한 비둘기로 변한다는 뜻)"고 하였다.

천지의 소리는 각성을 내고, 율은 협종으로 바뀌니, 신맛이 나고 냄새는 누린내가 난다.

이 달에는 식물의 어린 싹을 보호하고, 어린 동물을 잘 보살피며, 고아들을 잘 보듬어 기른다. 죄가 가벼운 자는 사면해주고, 시체를 함부로 버린다든가 고문하는 일을 못하게 한다. 고기잡고 사냥하는 일을 허락하되, 물고기와 짐승을 몰살시키지 않도록 연못을 물을 푸거나 산림을 불태우는 등 싹쓸이로 잡는 방법을 금한다.

특히 낮과 밤의 길이가 같은 춘분날에는 도량형을 바르게 하고, 저울대와 추를 고르게 하는 등 평형을 잡는 일을 한다(가을의 추분 때에도 마찬가지임).

이렇게 하는 것은 봄의 생하는 기운을 거역하지 않음으로써, 자연의 기운에 인간의 마음과 몸을 일치시키려는 뜻이다. 그래야만 기운이 정상적으로 돌아서, 기후가 일정하고 전염병이 돌지 않으며, 사람들이 바른 마음으로 건강한 삶을 영위할 수 있게 된다.

『예기』의 월령편에도 "중춘에 가을의 정령을 행하면, 홍수가 나고, 찬기운이 한꺼번에 몰려들며, 외적이 침범해 온다. 겨울의 정령을 행하면 양기가 음기를 이기지 못해서 보리가 익지 못하며, 백성들이 서로 약탈하게 된다. 여름의 정령을 행하면 크게 가물고, 날씨가 빨리 더워져서 농작물에 병충해가 심해진다."고 하였다.

이 때 다음과 같이 수련하면, 음양의 조화를 이루어 몸이 균형을 이루게 된다.

목적 입춘 우수가 지났지만 아직도 궐음의 바람기운이 도는 때이다. 궐음경(수궐음심포락경과 족궐음간경) 및 수양명대장경을 함께 단련하여 기와 혈의 순환을 촉진시키면, 가슴과 어깨 등을 통과하는 경락이 허하고 피곤해지는 것을 방지하고 사독

邪毒을 제거한다.

방법 ❶ 경칩부터 춘분 직전까지는 (대개 3/6~20일) 매일 축시 (1~3시) 또는 인시(3~5시)에 정좌하여, 전신을 이완시키고 잡념을 배제한다.

❷ 양손으로 주먹을 쥐어서 양쪽 옆구리 앞쪽에 젖가슴 높이로 두되, 팔꿈치와 주먹이 수평이 되도록 한다. 이 때 턱은 당기고 목은 움츠린다.

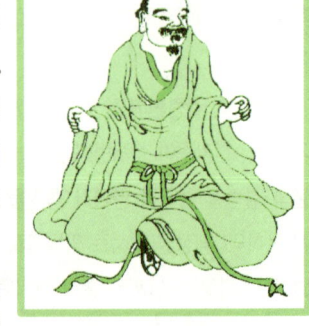

- 이 책에서 "주먹을 쥔다."는 표현은, 별다른 설명이 없는 한 악고를 뜻한다. 즉 엄지손가락을 안으로 넣고 나머지 네 손가락으로 감싸듯이 쥐는 법을 말한다. 이때 엄지손가락의 끝이 가운데 손가락의 마디에 닿도록 한다.

❸ 양쪽 팔꿈치를 가능한 한 뒷쪽으로 당기며, 동시에 머리와 목을 최대한 천천히 왼쪽으로 돌리면서 숨을 들이쉰다. 즉 고개를 돌려 먼 산을 바라보는 듯한 자세가 된다.

❹ 최대한 왼쪽으로 돌린 자세에서 잠시 숨을 멈추었다가, 다시 머리를 원래대로 돌아오게 한다. 동시에 팔꿈치는 본래

대로 앞으로 조금 나오게 하고, 턱과 목은 다시 끌어당긴다. 이러한 동작을 최대한 천천히 하면서 숨을 내쉰다.

❺ 바르게 돌아온 자세에서 잠시 숨을 멈추었다가, 양쪽 팔꿈치를 가능한 뒷쪽으로 당기며, 동시에 머리와 목을 최대한 천천히 오른쪽으로 돌리면서 숨을 들이쉰다.

❻ 최대한 오른쪽으로 돌린 자세에서 잠시 숨을 멈추었다가, 다시 머리를 원래대로 돌아오게 하고, 동시에 팔꿈치 역시 본래대로 앞으로 조금 나오게 한다. 이러한 동작을 최대한 천천히 하면서 숨을 내쉰다.

❼ ❷~❻의 동작을 5~6차례 반복한다.

❽ 동작이 모두 끝나면 고치법, 토납법, 수구법 및 인진법, 산보법 등으로 수련을 마친다.

효과 ❶ 궐음경 및 수양명대장경을 함께 단련시켜, 허리와 척추 폐 위 등에 쌓인 풍사風邪와 한사를 몰아낸다. 눈이 누렇게 되고, 입안이 마르며, 코피가 나고, 목이 뻣뻣하며, 얼굴이 붓고, 말이 어눌해지며, 머리에 풍증이 있고, 어금니에 통증이 있으며, 눈과 귀가 어둡고, 냄새를 잘 맡지 못하며, 몸에 부스럼이 나는 등의 증상을 치유한다.

❷ 독맥은 몸안의 양경을 총감독하고, 임맥은 몸안의 음경을 총감독한다. 목을 움츠리고 턱을 당기는 자세는 임맥과 독

맥의 승강작용을 원활하게 하여주고, 동시에 다른 음양경 (삼음경과 삼양경)의 작용을 원활하게 하여준다.
❸ 두 손으로 주먹을 쥐고 가슴높이에서 앞뒤로 왕복하는 동작은, 인체의 왕복운동으로 인한 전자파를 방출함은 물론, 수궐음심포락경과 수양명대장경의 운행을 촉진시켜, 기운과 피를 조화롭게 하고, 인체에 쌓여있는 풍사와 한사를 제거하며, 목의 여러 병을 방지하고, 갑상선과 어깨 또는 팔꿈치의 통증 및 얼굴의 여러 질환을 치유한다.

【4】 춘분

춘분의 개요 양력으로 3월 21일경이 춘분春分이고, 음력 2월의 중기이다(이에 대한 설명은, 2월의 절기인 경칩편 참조).

춘분에는 제비가 돌아오고, 양기의 발동으로 인해 우레와 번개가 치기 시작하니, 칩복했던 벌레들이 땅속에서 움직여 땅밖으로 올라온다.

또 낮과 밤의 길이가 일치하여 음양의 기운이 균형을 이루므로, 모든 도량을 통일해 쓰도록 조절하고, 특히 저울눈과 근수를 고르게 한다. 임신부에게 술을 주어 마시게 하고, 아들을 낳게 해달라는 뜻에서 활전대를 차고 고매高禖(아들을 낳게 해주는 신) 앞에서 화살을 건네주는 의식을 했다.

춘분에는 양의 기운과 음의 기운이 균형을 이룬다. 그러나 이 때를 기점으로 해서, 양기가 점점 성해져서 음기를 누르게 된다.

천지의 소리는 각성을 내고, 율은 협종으로 바뀌니, 채소들이 신맛을 내고, 생선에는 비린내가 나기 시작한다.

목적 6기 중 2기인 소음의 불기운이 도는 때이다. 소음경 및 수양명대장경을 함께 단련하여, 한창 양기가 발동하여 밤보다 낮이 더 길어지는 때를 맞아, 음양기운의 승강을 조절하고 절기의 변화에 적응한다.

방법 ❶ 춘분부터 청명 직전까지는 (대개 3/21~4/4일) 축시(1~3시) 또는 인시(3~5시)에 정좌하여 전신을 이완시키고 잡념을 배제한다.

❷ 손바닥이 앞으로 가게 하여 양팔을 앞으로 들어올리되 어깨 높이와 수평을 이루도록 한다. 이 때 두 손을 서로 붙여서 엄지손가락과 둘째손가락 등이 서로 닿도록 하고, 손바닥이 아래로 가게 하되 약간(약 30°) 위로 향하도록 한다.

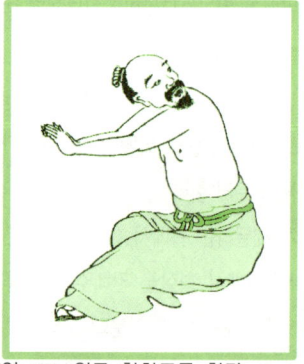

❸ 왼쪽 다리를 약간 앞으로 내민 자세에서(다리를 완전히 뻗지 않고 무릎을 약간 구부린다), 양팔을 수평인 상태로 유지하며 우측으로 최대한 돌리고, 동시에 머리와 목 및 눈은 왼쪽으로 돌리면서 서서히 숨을 들이쉰다.

❹ 잠시 숨을 멈췄다가, 다시 손과 얼굴이 정면을 바라보는 원

위치로 돌아오면서 서서히 숨을 내쉰다.
- ❺ 다음에는 오른쪽 다리를 약간 앞으로 내민 자세에서(다리를 완전히 뻗지 않고 무릎을 약간 구부린다), 양팔을 왼쪽으로 최대한 돌리고, 동시에 머리와 목 눈은 오른쪽으로 돌리면서 서서히 숨을 들이쉰다.
- ❻ 잠시 숨을 멈췄다가, 다시 손과 얼굴이 정면을 바라보는 원위치로 돌아오면서 서서히 숨을 내쉰다.
- ❼ ❷~❻의 동작을 6~7차례 반복한다.
- ❽ 동작이 모두 끝나면 고치법, 토납법, 수구법 및 인진법, 산보법 등으로 수련을 마친다.

효과 ❶ 소음경 및 수양명대장경을 함께 단련하여 음양기운의 승강을 조절한다. 치통, 목과 편도선이 붓는 증세, 귀가 어둡거나 이명耳鳴 증세 및 귀 뒷쪽이 아플 때, 어깨와 팔(특히 팔꿈치) 및 등의 통증을 치유한다. 또 피부의 종기나 부스럼 등을 치유한다.

❷ 다리 한쪽을 앞으로 내민 자세에서 양팔을 다리 반대쪽으로 돌리면, 수소음심경과 수양명대장경의 운행을 촉진하면서 동시에 앞으로 내민 다리를 통해 족소음신경의 운행이 촉진된다.

머리를 왼쪽으로 돌리면서 숨을 들이쉬고 제자리로 돌아

오면서 내쉬면 수소양삼초경과 족소음신경을 조절하여 다스리게 되고, 머리를 오른쪽으로 돌리면서 숨을 들이쉬고 제자리로 돌아오면서 내쉬면 폐장의 기운을 맑게 함으로써 수궐음심포락경의 화기운을 없애준다.

따라서 이러한 수련을 하면, 여러 경락의 기혈 승강이 동시에 조절되기 때문에, 음기와 양기의 교체기에 따른 허실의 병을 없애준다.

[5] 청명(3월절)

청명의 개요 양력으로 4월 5일경이 청명淸明이고, 음력 3월의 절기이다. 음력 3월을 봄의 마지막 달이라는 뜻에서 계춘季春이라고 한다. 1월 2월과 마찬가지로 보리밥과 양고기를 함께 먹어 몸을 보양한다.

『예기』의 월령편이나『칠정산내편』의 역일편 기후 대목을 보면, "오동이 꽃피기 시작하고, 두더쥐가 화하여 종달새가 되며(땅속에 있던 기운이 상승해서 하늘로 올라간다는 뜻), 무지개가 나타기 시작하고, 마름이 촉트기 시작한다."고 하였다.

천지의 소리는 각성을 내고, 율은 고선으로 바뀌니, 채소들이 완연히 신맛을 내고, 냄새 또한 누린내가 진동한다.

양기가 발동하여 넘치니, 만물에 생기가 왕성해진다. 칩거했던 땅속의 벌레가 모두 나오며, 초목의 싹이 모두 눈을 틔우기 시작한다. 정치하는 사람은 덕을 베풀고 은혜로운 구호활동을 하며, 재산이 있는 사람은 창고의 재물을 베풀어 가난한 사람을 구휼한다. 또 양기가 발동하는 때이므로 황소와 숫말을 모아, 암컷이 있는 곳에 놓아서 번식하게 한다. 완전히 해동이 되고, 비가 많이 올 조짐이 보이므로 개천이나 강물을 점검한다.

『예기』의 월령에도 "늦은 봄에 겨울철의 정령을 행하면 찬 기운이 때때로 발생하여 초목이 모두 시들고, 나라에 크게 두려운 일이 생긴다(외적의 침범 등). 여름의 정령을 행하면 질병이 만연하고, 비가 때맞춰 오지 않음으로써 천수답 등은 수확을 못하게 된다. 가을의 정령을 행하면 하늘에 음기가 많이 발생하여 날씨가 찌푸리고 장마비가 일찍 내리게 되며, 아울러 전란이 발생하게 된다."고 하였다.

이 때 다음 도해와 같이 수련하면, 목기운이 성해져서 간이나 담이 건강해진다.

목적 6기 중 2기인 소음의 불기운이 도는 때이다. 소음경 및 수태양소장경을 함께 단련함으로써, 기세를 더해가는 양기와 그에 따른 좋지 못한 기운으로 인한 허리와 신장 및 위 등의 기능저하를 예방한다.

방법 ❶ 청명부터 곡우 직전까지는 (대개 4/5~19일) 매일 축시 (1~3시)와 인시(3~5시)에 정좌하여, 전신을 이완시키고 잡념을 배제한다.

❷ 왼손을 손바닥이 앞으로 가게하되 (손바닥은 아래로 향한다) 약간 위로 향하도록(약 30°) 왼쪽 옆으로 들어 올려 어깨와 수평이 되도록 하고, 오른팔은 팔굽을 구부린 채 젖가슴 높

이로 들어 올린다(손바닥은 위로 향한다). 머리는 왼쪽으로 돌려 시선을 왼손 손가락 끝을 통해 멀리 본다.

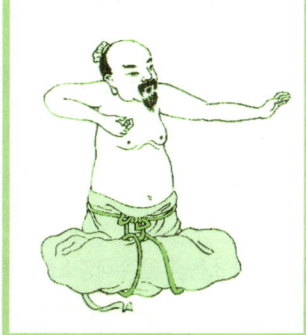

이 때 왼손은 손가락을 모두 편 채 가능한 한 앞으로 당기고, 오른손은 다섯 손가락의 끝을 자연스럽게 모으는 수결을 이루며, 오른 팔꿈치를 가능한 뒤로 당겨 마치 활에 화살을 메겨 크게 당기듯이 한다. 이와 같은 동작을 한꺼번에 그리고 될 수 있는대로 천천히 하면서 숨을 들이 쉰다.

- 왼손의 수결은 곤(☷)의 상이고, 오른손의 수결은 건(☰)의 상이다. 이 두손의 수결을 합하면 지천태괘(䷊)의 상이 되어 모든 기운이 잘 통해 형통하게 된다.
- 『중국신공』에서는 오른손과 왼손을 검결劍訣(엄지손가락의 첫마디로 네째와 다섯째 손가락의 손톱을 눌러 구부리고, 둘째와 셋째 손가락은 곧게 펴는 수결)로 만든다고 하였는데, 검결은 진(☳)의 상으로 두 손의 수결을 합하면 중뢰진괘(䷲)의 상이 되어 너무 조급하고 활동적으로 되는 수가 있다.

❸ 잠시 숨을 멈췄다가, 서서히 양팔의 힘을 빼고 원래의 정좌로 돌아오면서 숨을 내쉰다.

④ 왼손과 오른손의 위치를 바꾸어 하되, ❷와 ❸의 요령대로 한다.
⑤ ❷~❹의 동작을 7~8차례 반복한다.
⑥ 동작이 모두 끝나면 고치법 36번, 토납법 9번, 수구법과 인진법 9번, 산보법 등으로 수련을 마친다.

효과 ❶ 소음경 및 수태양소장경을 함께 단련함으로써, 허리와 신장 및 위 등이 허하게 되는 등 나쁜 기운이 쌓여 막히는 것을 방비한다.

귓병(열이 나거나 잘 안들림)과 목병(목구멍 통증, 목이 뻣뻣해서 고개를 돌리지 못함)이나 어깨가 빠진 듯하고 팔꿈치가 부러진 듯하며, 허리가 굳어지는 등의 증세를 치유한다. 또 머리가 어지럽고, 눈이 충혈되며, 가슴 등이 꽉 막힌 듯한 증세를 없애준다.

❷ 왼팔을 펴서 활을 쏘는 듯한 자세를 취하면 수소음심경과 수태양소장경의 기운이 위로 올라가 표면에 나타나고, 오른팔을 꺾어서 뒤로 활을 당기는 듯한 자세를 취하면 족소음신경의 기운이 성해져서 안으로 들어간다.

머리와 눈을 왼쪽으로 돌리면서 숨을 들이쉬면 심장과 소장의 기운이 펼쳐져서, 심장의 기운이 막혀 뭉치는 것을 방지한다. 또 원래의 자세로 돌아오면서 숨을 내쉬면 폐장을 맑게 함은 물론 신장의 기능을 원활하게 하고, 아울러 심장과 소장의 기운이 활동하는 것을 돕는다.

[6] 곡우

곡우의 개요 양력으로 4월 20일경이 곡우穀雨이고, 음력 3월의 중기이다(이에 대한 설명은, 3월의 절기인 청명편 참조).

볕이 제법 따뜻해지고 이슬과 비가 잦아지니, 만물이 활발하게 자라나기 시작한다. 인체의 기혈도 이에 맞춰 활발하게 움직임으로써, 장부의 기능을 원활하게 해준다. 이미 간의 기능이 최대에 이름은 물론, 담의 기능도 제철을 만나게 된다.

목적 6기 중 2기인 소음의 불기운이 도는 때이다. 소음경 및 수태양소장경을 함께 단련함으로써, 양의 기운이 창성해져 퍼져나가는 것을 촉진하고, 심장과 신장의 조화를 꾀하고, 아울러 소화를 잘 시켜 몸에 고른 영양을 줄 수 있도록 한다.

방법 ❶ 곡우부터 입하 직전까지는 (대개 4/20~5/5일) 매일 축시(1~3시) 또는 인시(3~5시)에 정좌하여, 전신을 이완시키고 잡념을 배제한다.
❷ 먼저 왼손을 들어 손바닥으로 오른쪽 가슴의 젖꼭지(젖꼭지와 그 바로 아래에 있는 기문혈*)와 옆구리를 감싼 다음에, 오

른팔로는 하늘을 밀듯이 손바닥이 위를 향하게 해서 서서히 머리 위로 올리며, 천천히 숨을 들이쉰다.

❸ 오른손을 최대한 위로 치켜든 상태에서 잠시 숨을 멈춘다. 다시 천천히 숨을 내쉬

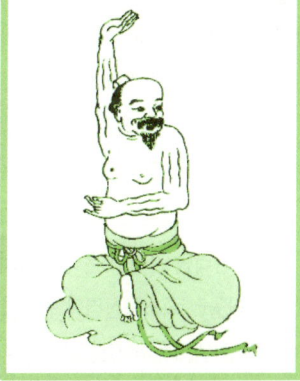

봄의 수련 곡우

면서 원래의 정좌 자세로 돌아온다. 잠시 숨을 멈춘다.

> ● 기문혈期門穴 : 젖꼭지의 바로 아래에 있는 혈로, 경맥의 기혈이 온몸을 한바퀴 돌고 온 다음에 모이는 혈점이다. 그 안쪽으로 간이 위치한다. 간장병이나 담낭염, 그리고 월경불순이나 자궁내막염에 걸렸을 때 아픈 혈이다.

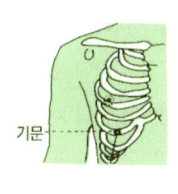

❹ ❷와 ❸의 동작을 팔을 바꿔서 수련한다.

❺ ❷~❹의 동작을 5~7번 반복한다.

❻ 동작이 모두 끝나면 고치법, 토납법, 수구법 및 인진법, 산보법 등으로 수련을 마친다.

효과 ① 소음경(수소음심경과 족소음신경) 및 수태양소장경을 함께 단련하면, 비장과 위에 병이 생겨 어혈이 있으며, 눈이 누렇게 되고, 코피가 나며, 뺨과 턱이 부으며, 팔꿈치 등에 통증이 있고, 손바닥에 열이 나는 등의 증세를 치유한다.
② 손을 위로 밀듯이 올리면 수소음심경과 수태양소장경은 물론 족궐음간경도 활발하게 움직이고, 젖꼭지와 기문혈을 손으로 가리면 간의 기운이 지나치게 위로 솟는 것을 방지한다. 아울러 족소음신경의 <u>신봉혈과 보랑혈</u>* 등을 자극하여 신장을 강화해주므로, 화기의 지나친 승발로 인한 심장의 각종 질환을 예방한다.

손을 올리면서 숨을 들이쉬면 족궐음간경의 기운이 손을 따라 머리로 통하게 되고, 아울러 단전의 기운이 서서히 심장의 아래에 있는 가로막으로 모인다. 손을 내리면서 숨을 내쉬면 간의 기운이 내려가서 간장으로 돌아가고, 가로막에 모였던 단전의 기운도 다시 단전으로 돌아간다.

● 신봉혈神封穴 : 심장의 기운을 북돋는다는 뜻으로, 젖꼭지의 안쪽 2촌쯤 되는 곳에 위치한다. 협심증 기관지염 구토 등의 증세가 있을 때 눌러주면 효과가 있다.

● 보랑혈步廊穴 : 신봉혈의 아래 1촌쯤 되는 곳에 위치한다. 협심증 위산과다 간염 기관지염 등의 증세가 있을 때 눌러주면 좋다. 특히 신장이 허해서 화기가 위로 치솟아 심장질환을 유발할 때 효과가 있다.

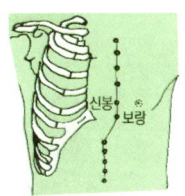

제 2장. 여름의 수련

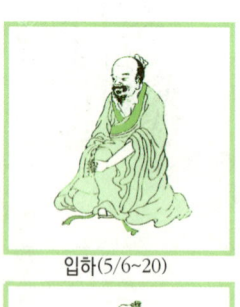
입하(5/6~20)

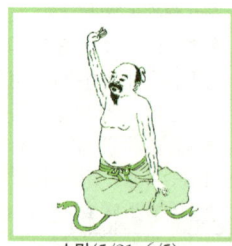
소만(5/21~6/5)

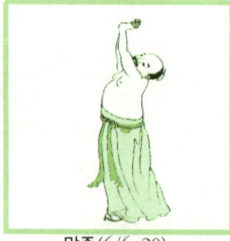
망종(6/6~20)

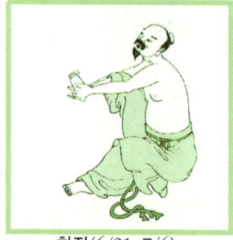
하지(6/21~7/6)

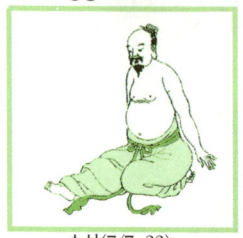
소서(7/7~22)

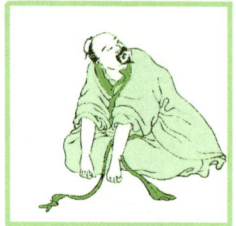
대서(7/23~8/7)

❉ 총론

여름에 속한 절기는 입하·소만·망종·하지·소서·대서의 여섯으로, 맹하(4월)에는 입하와 소만이, 중하(5월)에는 망종과 하지가, 계하(6월)에는 소서와 대서의 절기가 각각 둘씩 맡아 행한다.

여름에는 양기의 활동이 성대해지고 상대적으로 음기는 위축된다. 초목들이 무성해지고 동물은 넘쳐나는 힘을 억제하지 못하고 번식을 한다. 봄에 조금씩 활동의 영역을 넓히던 형태에서 벗어나, 자신의 역량을 최대한 발현하는 때이다.

그래서 예로부터 여름에는 양기를 마음껏 향유할 수 있도록 관대한 정치를 펴고, 마음껏 자신의 역량을 발휘하도록 제약을 풀었다. 관문을 마음대로 통과하게 하고, 어느 정도의 법을 어기는 것은 눈감아 주었다.

따라서 이 때는 봄에 많은 역할을 해왔던 간과 담의 기능을 편안히 해주고, 심장과 소장의 기능을 강화하고 이어서 비장과 위장을 단련하며, 그에 따른 자양분을 충분히 공급할 수 있도록 해준다.

❉ 여름에 심장을 수양하는 방법

4월과 5월의 초하루와 보름날 맑은 아침에, 남쪽을 향해서 단정히 앉는다. 고치를 9번 하고, 적용교해법을 3차례 한다(팔단금좌공법 176쪽 참조). 그 다음에 남방의 붉은 기운을 들이 마시는 생각을 하면서, 입으로 숨을 들이쉬어 침과 함께 꿀꺽 삼키기를 3차례 한다. 정좌 호흡법을 30번 함으로써 기운의 손실을 보충한다.

❋ 육기六氣로 심장을 치유하는 방법

심장을 치유하는 방법은 천천히 코로 기운을 들이 마시고, 입으로 '하' 소리를 내면서 숨을 내쉬는 토납법을 쓴다. 이 때 자신의 귀로도 숨을 들이쉬고 내쉬는 소리를 듣지 못할 정도로, 천천히 하면서도 미미하게 숨을 쉰다.

만약에 심장에 병이 있을 때는, 두 손을 깍지껴서 머리에 얹은 자세에서, 입을 더 크게 벌려서 숨을 내쉬는 호흡법을 3번 한다. 이렇게 하면 피로로 인한 심장의 열과 번민으로 인한 병 등 여러 증상이 없어진다. 그러나 과도하게 하면 기운이 너무 손상되니, '호'자 토납법으로 호흡을 하여 기운을 보양해야 한다.

❋ 여름철 섭생법

여름 3개월은 화火에 속하고, 심장의 기능이 왕성한 때이다. 화의 기운이 왕성하고, 맛은 쓰다. 화는 금을 이기고, 금은 폐에 속한다. 폐는 매운맛을 주관하므로, 여름에는 쓴 음식을 줄이고 매운 음식을 많이 먹음으로써 폐를 보호해야 한다. 심장에 들어온 좋지 못한 기운을 '하'자의 토납법으로 흩뜨리고, '호'자의 토납법으로 도와주어야 한다.

가장 더운 삼복 동안은 오히려 뱃속이 냉해지므로, 특히 설사를 조심해서 음기를 누설시키는 일을 금해야 한다. 그러므로 이 때는 침 또는 뜸을 쓰는 것은 좋지 않고, 땀을 내게 하는 치료법이 좋다. 하지의 한밤중에는 음이 하나 생겨나니, 이 때는 열이 나는 음식을 먹고, 아울러 신장을 보양하는 탕약을 복용해야 한다.

여름에는 심장의 기능이 왕성하고 신장이 쇠약해지니, 비록 매우 덥더라도 찬 음식과 얼음 탄 꿀물, 또 시원한 미숫가루나 냉죽 등을 많이 먹어서는 안된다. 만약 배부르게 먹으면 반드시 한사의 침해를 받아 배탈이 난다.

오이 연근 생나물 등을 먹으면 뱃속이 음기의 침해를 받으므로 삼가해야 한다. 잘 체하게 하는 음식으로, 묵은 쳇증의 원인이 되기도 한다.

깨끗하고 조용한 집이나 물가의 정자, 또는 나무 그늘이 진 장소에 있는 것이 좋다. 자연스럽게 맑고 시원한 곳에서 호흡을 가다듬으며 마음을 평화스럽게 갖는다. 될 수 있으면 음식을 따뜻하게 먹고 냉하게 먹지 않으며, 배부르게 먹지도 않는다.

별이나 달아래에 노출되어 눕고 잠드는 것을 삼가고, 선풍기나 에어콘 등의 바람도 삼가한다. 특히 머리는 양陽이 많은 곳으로 바람에 직접 닿아서는 안된다. 여름 3개월 동안 매일 100~200회 빗질하되, 바람이 불지 않는 곳에서 빗이 두피에 직접 닿지 않도록 하면 풍기가 없어지고 눈이 밝아진다.

❋ 문헌에서 인용

『양생론』에 말하기를 "여름은 만물이 무성하게 번창하는 때로, 천지의 기운이 사귀어 만물이 꽃피고 열매 맺는다. 마땅히 늦게 자고 일찍 일어나야 하며, 화내지 말아야 하고, 꽃이 열매를 맺을 수 있도록 해야 하며, 기운이 잘 소통될 수 있도록 해야 한다. 이것이 여름의 만물을 자라게 하는 기운에 적응하는 도이다. 이를 거스르면 심장이 상해서, 가을에는 학질에 걸리고 열매맺는 것이 적으며, 겨울에는 병이 깊어진다."고 했다.

또 말하기를 "여름의 기운은 뜨거우니, 마땅히 콩을 먹음으로써 식혀야 한다. 너무 뜨거운 국을 먹어서도 안되고, 지나치게 포식하는 것도 안되며, 습기찬 곳에 누워서도 안되고, 젖은 옷을 입어서도 안된다."고 했다.

초여름에는 천지가 처음 사귀어 만물이 모두 빼어나게 드러나니, 늦게 자고 일찍 일어남으로써 청명한 기운을 받는 것이 좋다. 또 크게 화내거나 말을 많이 하지 말아야 한다.

여름은 화에 해당하고, 남방에 해당하며, 소리는 '호呼'이고, 그 진액은 땀이다. 그러므로 화내거나 배설하면 원기를 상한다. 주역의 괘로는 중천건괘에 해당하는데, 건괘의 성질은 굳건함이다. 양의 성질이고 하늘로 그 형상을 대표한다. 그래서 군자는 건괘를 본받아 쉼없이 노력한다. 생기는 동쪽에 있으므로, 누울 때나 앉을 때 또는 수련을 할 때도 동방을 향 한다.

운검자가 말하기를 "심장을 보양하는 수련법은 두 가지가 있다. 하나는 정좌하고 앉아서 양손을 위로 뻗치고 허리를 뒤로 제치는 자세를 취하는 것이다. 이를 힘써 하면 허리와 척추의 풍사와 냉기를 제거하고, 오장육부를 잘 통하게 하며, 심장을 더욱 튼튼하게 한다.

다른 하나는 한손으로는 허벅지를 짚고 다른 한 손으로는 하늘을 밀듯이 위로 올리는 것이다. 이렇게 하면 양쪽 늑간의 풍독을 제거하고, 심장을 다스려 혈맥이 잘 통하도록 한다."고 했다.

『보생심감』에 말하기를 "5월은 화에 속한다. 오화午火가 크게 왕성하여 금기운이 다치게 된다. 옛사람들은 이 때에 남녀관계를 맺지 않고 담백한 맛을 즐겼는데, 이는 오장을 보양함에 있어서 화의 왕성함을 경계한 것이다."라고 했다.

손진인이 말하기를 "4월에는 간장이 이미 병들고 심장은 점차 튼튼해진다. 그래서 신맛의 음식을 더 먹고 쓴맛의 음식을 줄여서 신장을 보양하고 간을 도와주며, 위장의 기운을 잘 길러줘야 한다. 서쪽이나 북쪽에서 부는 심한 바람에 노출되지 말고, 음기를 접함으로써 신장을 강성하게 하지 말아야 하며, 다만 고요히 길러줌으로써 심장의 불을 줄이도록 해야 한다. 또 음란함을 물리침으로써 정신을 바로 세워야 한다.

5월에는 간장의 기운이 더 약해져 쉬게 되는 반면, 심장은 가장 왕성해진다. 마땅히 신맛을 늘리고 쓴맛을 줄여서 간과 신장을 보양해야 한다. 정기를 잘 지켜야 하므로, 일찍 자고 일찍 일어나서 정기가 누설되는 것을 삼가야 한다."고 했다.

『양생찬』에 말하기를 "이 때에는 조용히 있으면서 조급히 행동하지 말며, 큰 소리나 화를 내지 말아야 한다. 하늘의 운행을 어기지 말고, 요행한 만남을 즐기지 말며, 기호나 욕심에 절도가 있어서 심장의 기운을 편하게 해야 한다. 높고 밝은 데 거처하여 먼 곳을 조망할 수 있어야 하고, 산림에 들어가 더위를 피하는 것도 좋으며, 탁 트인 정자에 앉아있는 것도 좋다."고 했다.

늦여름(6월)에는 무겁고 탁한 기운이 발생한다. 짠 음식을 더 먹고 단 음식을 줄여서 신장을 보양해야 한다. 6월에는 신장의 기운이 미미하고 비장이 홀로 왕성해지니, 기름지고 무성한 음식을 줄여서, 힘줄과 뼈를 단단하게 해야 한다.

주역의 괘로는 천산돈괘에 해당하는데, 돈괘는 피한다는 뜻이다. 양이 넷이고 음이 둘인데, 이 두 음이 위에 있는 네 양을 점차 침범해 들어가므로 양이 피하는 것이다. 군자가 이런 상을 보고 스스로 피해가는 것이다.

생기가 남쪽에 있으므로, 눕거나 앉을 때 남쪽을 향해야 좋다.

손진인이 말하기를 "6월에는 간의 기운이 미약해지고 비장의 기운이 왕성해진다. 마땅히 음식을 줄여먹고, 큰 소리를 내거나 화를 내는 것을 피해야 한다. 이 때는 음기가 안에서 숨어있고, 더위로 인한 독이 밖으로 드러날 때이니, 사람들이 바람을 좋아하고 찬 음식을 좋아한다. 그러므로 설사 등 지나친 배설을 하게 되는데, 음식을 따뜻하고 연하게 먹고, 포식을 하지 않도록 한다. 조나 쌀로 따뜻한 미음을 만들어 먹거나, 두구荳蔲(냉기로 인한 구토와 위장질환을 치료하고, 소화를 돕고 기운을 아래로 내리는 역할을 하며. 키크는데 도움을 주는 한약재다)를 잘 익힌 물 등이 제일 좋다."고 했다.

여름의 수련

【7】 입하(4월절)

입하의 개요 양력으로 5월 6일경이 입하立夏이고, 음력 4월의 절기이다. 음력 4월을 여름의 처음 달이라 하여 맹하孟夏라 하는데, 입하와 소만의 두 절기가 4월절에 속한다. 여름의 3개월 동안은 화기운을 받아들인다는 뜻에서, 붉은 계통의 옷을 입고 치장을 하고 다니며, 콩밥과 닭고기를 함께 먹어 몸을 보양한다.

『예기』의 월령편이나 『칠정산내편』의 역일편 기후 대목을 보면, "땅강아지가 소리를 내고, 지렁이가 나오며, 오이가 나오고, 씀바귀가 무성하게 된다. … 냉이가 누렇게 죽고, 보리가 익어서 임금이 돼지고기와 더불어 보리밥을 시식한다."고 하였다.

모든 것이 무성하게 자랄 때이므로, 마음을 관대하게 쓰고 동식물이 자라는 것을 보호한다. 만일 농작물을 해치는 동물이 있거든, 쫓기는 하되 대대적인 사냥은 하지 않는다.

천지의 소리는 치성을 내고, 율은 중려로 바뀌니, 쓴맛이 주를 이룬다. 만물이 높고 크게 자라는 때로, 이를 보호해서 더욱 더 클 수 있도록 도와주는 정치를 한다. 그래서 토목공사를 크게 벌이거나 대중을 동원하는 일은 하지 않는다.

『예기』의 월령에도 "초여름(음4월)에 가을의 정령을 행하면 생물을 상하게 하는 비가 자주 내려서 오곡이 자라지 못하며, 변방의 사람들이 전쟁을 피해 성안으로 들어오게 된다. 겨울의 정령을 행하게 되면 초목이 빨리 시들고, 뒤늦게 홍수가 나서 성곽 등을 무너뜨린다. 봄의 정령을 행하면 메뚜기가 크게 번식하여 오곡을 해치고, 폭풍이 불어 열매를 맺지 못하게 된다."고 하였다.

이 때 다음 도해와 같이 수련하면, 화기운이 성해져서 심장이 건강해진다.

목적 6기 중 2기인 소음의 불기운이 도는 때이다. 소음경 및 수궐음심포락경을 함께 단련함으로써, 양의 기운이 창성해져 퍼져나가는 것을 촉진하되 심장에 무리가 가지 않도록 조화를 꾀한다.

방법 ❶ 입하부터 소만 직전까지는 (대개 5/6~20일) 매일 인시(3~5시)와 묘시(5~7시)에 정좌하여, 전신을 이완시키고 잡념을 배제한다.
❷ 정좌한 상태에서 눈을 감고 오른쪽 발꿈치가 회음혈*에 닿도록 한다. 왼쪽다리는 무릎을 구부린 채 세운 다음, 양손을

깍지껴서 손바닥으로 무릎의 바로 밑부분을 감싸쥔다. 즉 밖으로는 양릉천혈과 안으로는 음릉천혈**을 감싸는 것이다. 이 때 족소음신경의 음곡혈***을 같이 자극하게 된다.

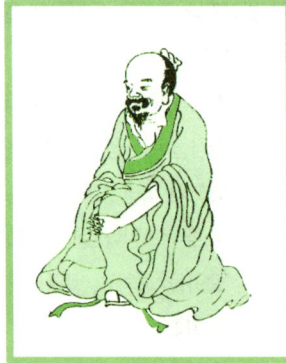

● 회음혈會陰穴 : 임맥과 독맥 및 충맥이 모이는 혈로, 항문과 성기의 중간에 있는데, 남녀 모두 정력증강에 탁월한 효과가 있는 혈점이다.

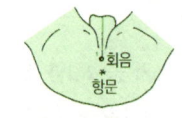

● 양릉천혈陽陵泉穴과 음릉천혈陰陵泉穴 : 양릉천은 무릎을 구부렸을 때 무릎뼈의 바깥쪽 바로 밑으로 움푹 들어간 곳에 있는 혈점이다. 이 혈점은 무릎관절의 병은 물론 간과 담 등의 건강에도 영향을 준다.

● 또 음릉천은 무릎의 안쪽 바로 밑에 음푹 들어간 곳에 있는 혈점이다. 이 혈점은 비뇨생식기 질환에 관여하고 아울러 무릎관절에도 영향을 준다. 족태음비경의 하나이다.

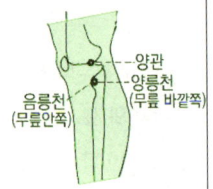

● 음곡혈陰谷穴 : 무릎 안쪽뼈의 뒷쪽에 위치한 혈로, 무릎관절 고관절 등의 통증과 신장기능에 문제가 생겨 만성피로 정력감퇴 등의 증세에 눌러주면 효과가 있다.

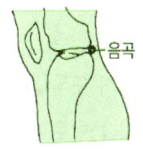

❸ 천천히 숨을 들이쉬면서 왼쪽 무릎을 당겨 허벅지가 가슴에 닿게 한다. 이 때 왼쪽 발끝은 아래를 향하다가 무릎을 당김에 따라 위를 향하게 된다. 숨을 들이 쉴 때 마음속으로 '허'하는 소리를 낸다고 생각한다.

- '허'는 오장의 신에 해당하는 간장과 관련이 있다. 주로 눈을 다스리니, 충혈되고 희미해지며 눈물나는 것 등은 모두 간장의 열기가 위로 올라와 부딪치기 때문이다. 이럴 때 '허'하는 소리를 내며 입으로 기운을 내보내거나 코로 들이쉬면 신속하게 낫는다.

❹ 잠시 숨을 멈췄다가, 천천히 숨을 내쉬면서 왼쪽 무릎을 원래의 자리로 가게 손에 주었던 힘을 서서히 뺀다. 원래의 무릎을 잡은 상태에서 잠시 숨을 멈춘다. 숨을 내쉴 때에 마음속으로 '취'하는 소리를 낸다고 생각한다.

- '취'하는 소리는 신장과 관련이 있으니, 주로 귀의 병을 다스린다. 이외에도 허리 및 무릎이 냉해지는 병과 남성의 성기가 위축되는 등의 증세가 있을 때, 천천히 '취'하는 소리를 내며 입으로 기운을 내보내고 코로 들이쉬면, 특별히 약을 쓸 필요 없이 낫는다.

❺ 이상의 동작을 5~7번 반복한 다음, 발을 바꿔서 다시 5~7번을 반복한다.
❻ 동작이 모두 끝나면 고치법, 토납법, 수구법 및 인진법, 산보법 등으로 수련을 마친다.

효과 ❶ 소음경 및 수궐음심포락경을 함께 단련하면, 바람과 습기로 인해 경락의 기운이 막혀서, 겨드랑이가 붓고 수족이 떨리며, 마비가 와서 굴신이 잘 안되고, 손바닥에 열이 나며, 지나치게 들떠서 비정상적으로 활동하는 등의 증세를 치유한다.
❷ 양손을 깍지끼고 무릎을 감싸서, 손바닥 가운데 있는 노궁혈*과 무릎의 양쪽 아래에 있는 양릉천혈 및 음릉천혈을 서로 만나게 하면, 궐음경과 소양경이 서로 만나 활발히 움직인다.

　무릎을 당겼다가 풀었다가 하는 운동은, 신장 및 간근육을 발달시킴은 물론, 신장과 간의 기능을 증가시켜 조혈작용 정력증진은 물론 눈과 귀를 밝게 해준다.

● 노궁혈勞宮穴 : 수궐음심포락경에 속한 혈로, 둘째 손가락과 셋째 손가락의 사이에 있다. 과로로 피곤할 때 누르면 심한 통증을 느낀다. 손바닥의 이상은 물론 심장질환이나 정신질환에도 관여한다.

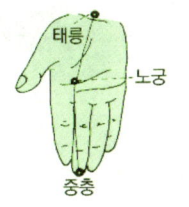

[8] 소만

소만의 개요 양력으로 5월 21일경이 소만小滿이고, 음력 4월의 중기이다(이에 대한 설명은, 4월의 절기인 입하편 참조).

소만에는 양기가 왕성하여 초목이 높고 크게 자라는데, 만약 이 때에 사람의 심장과 소장이 제대로 활동하지 못하면 기혈이 허약해진다.

아울러 정서가 격동되고 피로가 누적되어 찬기운의 해를 입으면, 기혈이 맺히고 뭉치게 된다. 즉 심장의 피가 응어리져서 어깨와 등에 통증이 생기는 것이다. 동시에 소장에 영향을 주어 소화하고 흡수하는 기능을 떨어뜨린다. 그러므로 소만에는 수소양삼초경과 수궐음심포락경을 단련하여 심장과 소장에 좋지 않은 기운이 가지 못하게 방비해야 한다.

목적 6기 중 3기인 소양의 불기운이 도는 때이다. 소양경(수소양삼초경과 족소양담경) 및 수궐음심포락경을 함께 단련함으로써, 창성한 양의 기운에 심장이 다치지 않도록 신장과 담을 강화시켜 조화로운 삶을 살 수 있도록 한다.

방법 ❶ 소만부터 망종 직전까지는 (대개 5/21~6/5일) 매일 인시(3~5시) 또는 묘시(5~7시)에 정좌하여, 전신을 이완시키고 잡념을 배제한다.

❷ 왼손의 손가락을 오금의 사이에 찔러 넣어 네째손가락이 음곡혈(69쪽 참조)*에 닿도록 하고, 손바닥으로 대퇴부**를 지그시 눌러 상체를 지탱한다. 동시에 오른팔을 손바닥이 위로가게 서서히 들어, 하늘을 밀어 올리는 듯한 자세를 취한다. 위와 같은 동작을 할 때 천천히 숨을 들이 쉬면서, 마음속으로 '허'하는 소리를 낸다고 생각한다.

> ● 대퇴부 : 여기서의 대퇴부는 족소양담경의 풍시혈과 중독혈을 지칭한다. 풍시혈은 풍사風邪가 모이는 곳으로 무릎의 바깥 윗쪽으로 7촌쯤 되는 곳에 위치한다. 하체마비 중풍 등 풍사로 인한 질환이 있을 때 눌러주면 효과가 있다. 또 중독혈中瀆穴은 풍시혈의 아래 2촌쯤 되는 곳에 위치하며, 역시 하체마비나 각기병 좌골신경통 등 풍사로 인한 질환에 효과가 있다.

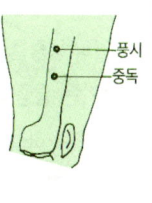

❸ 최대한 오른손을 올린 상태에서 잠시 숨을 멈췄다가, 숨을 서서히 내쉬면서 팔을 내리고 정좌의 자세로 돌아간다. 숨을 내쉴 때에 마음속으로 '취'하는 소리를 낸다고 생각한다.

잠시 숨을 멈춘다.
④ 팔을 바꾸어 같은 요령으로 ②와 ③의 동작을 취한다.
⑤ 이상의 수련을 3~5차례 반복한다.
⑥ 동작이 모두 끝나면 고치법, 토납법, 수구법 및 인진법, 산보법 등으로 수련을 마친다.

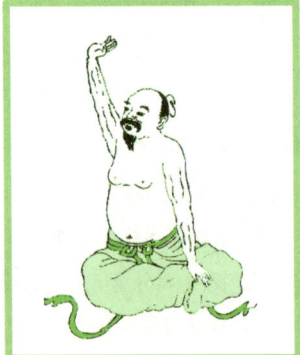

효과 ① 폐 기운을 막히게 하는 사독邪毒을 제거하고, 가슴과 옆구리의 통증을 치유하며, 심장을 편안하게 함으로 움직일 때 생기는 통증과 손바닥의 열을 제거한다.

② 오른손으로 하늘을 미는 듯한 자세는, 수소양삼초경의 기운을 머리까지 통하도록 하고, 아울러 족소양담경과 서로 만나 기운을 소통하게 한다.

③ 왼손의 네째손가락으로 음곡혈을 누르게 되면, 심장의 불기운이 밑으로 내려오도록 도와주므로, 심장의 기능이 강화되어 혈액순환이 촉진된다. 손을 바꿔서 수련할 때도 마찬가지 효과가 있으며, 이렇게 손을 바꿔가며 수련을 하면 수소

양삼초경과 수소음심경 및 족소양담경이 서로 평형을 이루게 된다.

또 이런 자세로 숨을 들이쉬고 내쉼에 따라 오장의 생화작용이 강화되고 혈관의 기능이 원활해져서, 오랫동안 수련을 하면 심장병과 무의식중에 정액이 나오는 것을 비롯한 생식기 병이 낫고, 무릎부터 옆구리 어깨에 이르기까지 고루 편안해진다.

[9] 망종(5월절)

망종의 개요 양력으로 6월 6일경이 망종芒種이고, 음력 5월의 절기이다. 음력 5월을 여름의 중간 달이라 하여 중하仲夏라고 하며, 망종과 하지의 두 절기가 5월에 속한다.

『예기』의 월령편이나 『칠정산내편』의 역일편 기후 대목을 보면, "사마귀가 나오고, 때까치가 울기 시작하며, 지빠귀는 울음을 멈춘다."고 하였다.

화기를 받아들인다는 뜻에서, 붉은 옷과 치장을 하고 다니며, 4월과 마찬가지로 콩밥과 닭고기를 함께 먹어 몸을 보양한다.

천지의 소리는 치성을 내고, 율은 유빈으로 바뀌니, 쓴맛이 주를 이루고, 냄새는 탄내가 난다. 양기가 성할 때이므로, 만물이 양기를 마음껏 향유할 수 있도록 관대한 정치를 베풀고, 죄수들도 더 많은 음식을 먹을 수 있도록 해준다. 이 때 큰 나무를 베어서 숯을 만드는 행위를 금하고, 베와 같이 음의 기운을 띤 것을 햇볕아래 말리지 못하게 하며(햇볕이 너무 강하므로), 모든 관문을 마음대로 출입하게 하고, 설사 세금을 내지 않으려고 물건을 숨겨놓은 자라 할지라도 수색하여 밝히지 않는다.

또 성대해진 양기를 주체하지 못하는 수컷이 날뛸 염려가 있으므로, 짐승을 교미시킨 후에는 새끼를 보호하기 위해 임신한 암컷을 무리에서 떼어 놓아야 한다.

『예기』의 월령에도 "한 여름에 겨울의 정령을 행하면 우박 등 추위로 인해 곡식을 해치며, 도로가 불통되고, 생각지 않은 적병이 침범해 온다. 봄의 정령을 행하면 오곡이 늦게 익고 온갖 병충해가 발생하여 흉년이 든다. 가을의 정령을 행하면 초목이 말라 앞이 떨어지고, 과실이 너무 일찍 성숙하며, 전염병이 돌게 된다."고 했다.

이 때 다음과 같이 수련하면, 화기운의 망동으로 인한 비장과 위장을 보호할 수 있다.

목적 6기 중 3기인 소양의 불기운이 도는 때이다. 소양경 및 수소음심경을 함께 단련함으로써, 한여름의 창성한 양을 마음껏 향유할 수 있도록 한다.

방법 ❶ 망종부터 하지 직전까지는 (대개 6/6~20일) 매일 인시(3~5시) 또는 묘시(5~7시)에, 양발을 어깨 넓이 정도로 벌리고 똑바로 서서, 전신을 이완시키고 잡념을 배제한다.
❷ 손바닥이 위로 향하게 하여 양팔을 천천히 들어서 하늘을 밀듯이 올린다. 동시에 머리와 눈은 손등이 올라가는 것을

주시하며 차츰 뒤로 젖히는
데, 이 때 정신은 몸의 행
동과 하나가 되어야 한다.
동시에 양발 뒤꿈치를 들어
올려 앞꿈치로 서고, 두 손
을 서로 붙인다. 또 두 손
을 넓게 벌려도 어깨 넓이
를 벗어나지 않도록 한다.
이러한 동작을 하면서 서서
히 숨을 들이쉰다.

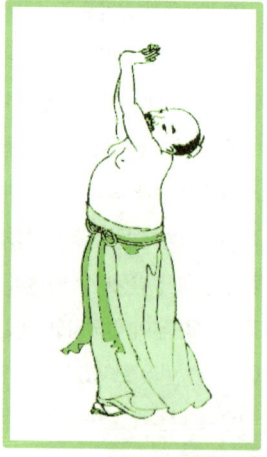

❸ 최대한 팔을 뻗은 상태에서
잠시 숨을 멈췄다가, 천천히 내쉬면서 발뒤꿈치와 손을 내린
다. 처음의 상태로 돌아온 후 잠시 숨을 멈춘다. 이상의 동작
을 5~7차례 반복한다.

❹ 동작이 모두 끝나면 고치법, 토납법, 수구법 및 인진법, 산
보법 등으로 수련을 마친다.

효과 ❶ 허리와 신장에 쌓인 사독을 제거한다. 목구멍이 건조
하고 심장에 통증으로 목이 타고, 눈이 누렇게 되며, 옆구리
에 통증이 있고, 소갈이 나며, 잘 놀라고 잘 잊으며, 위로는
가래를 토하고 아래로는 기운이 빠지는 증세와, 몸에 열이

나고, 정강이에 통증이 있으며, 마음이 슬프고, 머리와 목에 통증이 있으며, 얼굴이 붉어지는 증세 등을 치유한다.

❷ 두 손을 위로 올리면 수소음심경과 수소양삼초경의 승강운행작용을 도와 생리작용을 조절하고, 각 경맥이 너무 성하거나 너무 쇠해지는 것을 막는다. 또 손을 위로 올리는 과정에서 자연스럽게 가슴을 펴게 되는데, 이 때 족소양담경의 시작과 끝인 <u>동자료혈(39쪽 참조)</u>부터 <u>족규음혈**</u>까지 고루 기운이 통하게 해준다.

따라서 손을 위로 밀면서 숨을 들이쉬고 손을 내리면서 숨을 내쉬면, 옆구리 등에 기운이 응어리진 것을 풀어주고, 아울러 기혈이 두루 흘러 온 몸의 표피까지 다 통하도록 해준다.

● **족규음혈足竅陰穴** : 네번째 발가락의 바깥쪽으로 발톱이 시작하는 곳에 위치한다. 발의 통증은 물론 신경성 두통, 편두통, 눈의 통증, 이명, 불면, 고혈압, 입 및 인후의 염증 등의 증세에 누르면 효과를 본다.

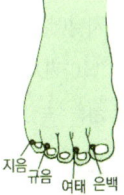

[10] 하지

하지의 개요 양력으로 6월 21일경이 하지夏至이고, 음력 5월의 중기이다(이에 대한 설명은, 5월의 절기인 망종편 참조).

『예기』의 월령편이나 『칠정산내편』의 역일편 기후 대목을 보면, "사슴의 뿔이 떨어지고, 매미가 울기 시작하며, 반하풀이 싹트고, 무궁화가 핀다."고 하였다.

양기가 성해져 하지에 이르면, 낮이 극도로 길어지고 밤은 극도로 짧아진다. 바야흐로 음양의 두 기운이 서로 사생결단을 하는 때로, 경건한 마음으로 집안에 머물면서 음기에 의해 몸이 마르지 않도록 주의한다.

특히 하지날에는 경솔하게 나다니지 말고, 화를 내는 것을 금지하며, 나아가서 남녀 동침하는 일도 삼가고, 음식도 맛을 담백하게 하는 등 기호와 욕망을 최소로 절제해서 심기를 안정시켜야 한다.

양기가 극성한 때이므로, 남쪽 방향에서 불을 사용해서는 안 되며, 밝고 높은 곳에 거처하고 또 높은 곳에 올라가 먼 곳을 조망해 보는 것도 건강에 좋은 방법이다.

목적 6기 중 3기인 소양의 불기운이 도는 때이다. 소양경 및 수소음심경을 함께 단련하여, 한여름의 창성한 양의 기운이 혹 음기의 침해를 받지 않도록 예방한다.

여름의 수련 하지

방법 ❶ 하지부터 소서 직전까지는 (대개 6/21~7/6일) 매일 인시(3~5시) 또는 묘시(5~7시)에, 무릎을 꿇고 앉아 전신을 이완시키고 잡념을 배제한다.

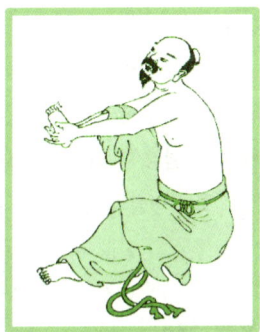

❷ 왼쪽 무릎을 약간 구부린 채 앞으로 내밀고, 오른쪽 무릎을 세우고 앉는다. 양손을 깍지껴서 오른쪽 발바닥을 감싸쥐고 천천히 숨을 내쉬면서 무릎을 펴서 발을 앞으로 쭉 뻗듯이 내민다.

❸ 오른쪽 발을 최대한 뻗은 상태에서 잠시 숨을 멈췄다가 다시 천천히 숨을 들이쉬면서 양손으로 발을 당겨 무릎을 구부린다. 종아리가 허벅지에 닿도록 당기고 나서 잠시 숨을 멈춘다.

❹ 발을 바꿔서 ❷와 ❸의 요령대로 수련을 한다.

❺ 이상의 동작을 5~7차례 반복한다.

❻ 동작이 모두 끝나면 고치법, 토납법, 수구법 및 인진법, 산보법 등으로 수련을 마친다.

효과 ❶ 소양(수소양삼초경과 족소양담경) 및 수소음심경을 함께 단련함으로써, 풍사와 습사의 적체로 인해 팔과 무릎의 통증, 손바닥에 열이 나고 통증이 있는 경우, 신장의 통증, 허리와 등의 통증, 몸이 무거울 경우 등의 증상을 치유한다.
❷ 몸이 정상적이라면 심장의 불은 내려와서 신장의 물을 덥히므로 신장의 물이 차갑지 않고, 신장의 물은 위로 올라가서 심장의 불을 제약하므로 심장의 불이 지나치게 타오르지 않는다. 이것이 바로 주역에서 말하는 '수화기제'의 상태로, 심장과 신장이 서로 바르게 사귀는 것이다.

만약에 신장의 음이 부족하여 심장의 불을 제약하지 못하면, 심장의 불이 망동하여 심계항진이 일어나고, 눈이 멀게 되며, 꿈을 많이 꾸게 되고, 건망증이 생긴다.
❸ 수련할 때 양 손을 깍지껴서 발바닥을 잡고 호흡을 하면서 무릎과 장딴지를 구부렸다 폈다하는 운동을 하면, 담과 신장의 기능을 도와주어 심장의 불을 다스릴 수 있게 된다. 따라서 심장의 기능이 제대로 유지되고, 정력이 증강되며, 사고력이 좋아지는 등의 효과를 보게 된다.

[11] 소서(6월절)

소서의 개요 양력으로 7월 7일 경이 소서小暑이고, 음력 6월의 절기이다. 음력 6월을 여름의 끝달이라 하여 계하季夏라고 하며, 소서와 대서의 두 절기가 이에 속한다.(계월에 대한 설명은 155쪽을 참고)

『예기』의 월령편이나 『칠정산내편』의 역일편 기후 대목을 보면, "더운 바람이 불며, 귀뚜라미가 아직 날지 못해서 벽을 기어다니며, 새매의 새끼가 나는 것을 배운다."고 하였다.

화기운을 받아들인다는 뜻에서, 붉은색 옷과 치장을 하고 다니며, 4월 5월과 마찬가지로 콩밥과 닭고기를 함께 먹는다.

이 달에는 땅기운이 윤택하여 수목이 무성해진다. 따라서 나무를 벌목하는 일을 금하고, 토목공사 등 백성들을 동원하여 늦여름의 크게 기르려 하는 기운을 흩뜨리면 안된다. 천지의 소리는 치성을 내고, 율은 임종으로 바뀌니, 쓴맛이 주를 이루며, 불에 탄 냄새가 난다.

땅기운이 윤택할 뿐만 아니라 무더워서 때때로 큰 비가 내린다. 잡초를 베어 불태우면 땅에 비가 내려서 곧 더워지므로, 풀을 태운 물과 흙으로 땅을 더욱 기름지게 만들 수 있다.

여름은 화火에 속하고, 화는 인체에 있어서 심장에 해당한다. 심장은 토에 해당하는 비장과 위를 도와준다. 특히 늦여름은 토기운이 왕성한 계절이다.

『예기』의 월령에도 "늦은 여름에 봄의 정령을 행하면 곡식의 열매가 드물게 되고 떨어질 것이며, 바람으로 인해 기침병이 만연하여 백성들이 집을 옮겨가게 될 것이다. 가을의 정령을 행하면 높은 땅에도 물이 범람하고, 벼 등 곡식이 익지 않으며, 여자에게 재앙이 많아질 것이다. 겨울의 정령을 행하면 바람과 찬기운이 때없이 몰아치고, 매가 너무 일찍 새를 포획하기 시작하며, 변방의 백성들이 전란을 피해 성안으로 들어오게 될 것이다."고 했다.

목적 소서에는 지하에서 점차 냉기가 올라오기 시작하고, 지상에서는 열기가 극성하여 한기와 열기가 서로 섞이는 때이다. 즉 여름과 가을이 교체되는 달로 오행상으로는 토에 해당한다.

6기 중 3기인 소양의 불기운이 도는 때로, 소양 및 수태음폐경을 함께 단련함으로써, 한여름의 창성한 양의 기운이 음기의 침해를 받지 않도록 예방한다. 이 때 다음 도해와 같이 수련하면, 화기운에 의한 열과 이제 발생하기 시작한 음기운의 습기로 인한 비장과 위장을 보호할 수 있다.

방법 ❶ 소서부터 대서 직전까지는 (대개 7/7~22일) 매일 축시 (1~3시) 또는 인시(3~5시)에, 무릎을 꿇고 앉아서 전신을 이완시키고 잡념을 배제한다.

❷ 왼쪽발은 무릎을 꿇은 채 그대로 있고, 두 손을 몸 뒤로 늘어뜨려서 바닥을 짚는다. 이렇게 되면 왼발의 뒷꿈치에 몸의 무게 중심이 걸리게 된다.

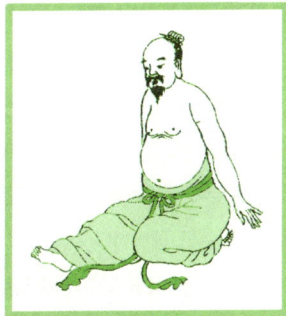

오른쪽 발을 앞으로 주욱 펴면서 천천히 숨을 들이쉰다. 숨을 들이쉬면서 마음속으로 '허'하는 소리를 낸다고 생각한다.

❸ 오른발을 편 상태에서 잠시 숨을 멈췄다가, 다시 몸쪽으로 굽혀 당기면서 숨을 내쉰다. 숨을 내쉬면서 '취吹'하는 소리를 낸다고 생각한다. 충분히 발을 당겨서 허벅지와 정강이가 붙은 상태가 되면 잠시 숨을 멈춘다.

❹ 이상의 동작을 3~5차례 한 다음, 발을 바꿔서 같은 요령으로 3~5차례 반복한다.

❺ 동작이 모두 끝나면 고치법, 토납법, 수구법 및 인진법, 산보법 등으로 수련을 마친다.

효과 ❶ 장딴지 무릎 허리 비장에 쌓인 풍사와 습사를 제거하고, 복부 팽만감, 천식과 가래, 목구멍이 건조한 증상, 배꼽의 오른쪽 배의 더부룩함 등 복부 통증, 손이 저림, 몸이 무거운 증세, 반신불수, 중풍, 건망증, 해수병, 탈항, 팔의 무력증, 갑자기 화냈다가 갑자기 기뻐하는 증세 등을 치유한다.

❷ 소양(수소양삼초경과 족소양담경) 및 수태음폐경을 함께 단련함으로써, 한여름의 창성한 양의 기운이 음기의 침해를 받지 않도록 예방한다.

장딴지를 웅크리고 두 손으로 바닥을 짚으며, 두 눈으로는 앞을 보고, 동시에 회음혈을 오므리면 오장육부간의 생리작용이 원활해진다.

❸ 손과 팔에 힘을 주어 몸을 지탱함으로써, 수태음폐경의 운행을 촉진하고, 호흡을 천천히 고르면 비장과 위장의 음양 승강작용이 평형을 이루어 기혈의 생화작용을 촉진시킨다.

❹ 다리를 폈다 굽혔다 하면서 족소양담경의 기능을 강화시키면, 머리와 목은 물론 손발의 저림증세, 소변을 자주 봄, 설사를 하는 등의 증세를 낫게 한다.

【12】 대서

대서의 개요 양력으로 7월 23일경이 대서大暑이고, 음력 6월의 중기이다.

『예기』의 월령편이나 『칠정산내편』의 역일편 기후 대목을 보면, "썩은 풀에서 반딧불이 생기고, 흙이 습하고 더워지며, 때로는 큰 비가 내린다."고 하였다.

대서 때에는 음기운이 점점 자라고 양기운은 점점 사그라지니, 비장이 음기운을 받아 홀로 강성해진다. 따라서 기름지고 단음식을 피하고 짠음식을 먹어서 약해진 신장을 보호해야 한다. 또 폐장을 수련함으로써, 음기가 폐로 들어옴으로 인한 한사의 피해를 예방해야 한다.

목적 6기 중 4기인 태음의 습한 토土기운이 도는 때로, 수태음폐경과 족태음비경을 함께 단련함으로써, 습사가 중초에 정체됨을 막고 소화기능을 강화시킨다. 아울러 성해진 음기가 폐를 상하게 하는 것을 예방한다.

방법 ❶ 대서부터 입추 직전까지는 (대개 7/23~8/7일) 매일 축시(1~3시) 또는 인시(3~5시)에, 정좌하고 앉아서 전신을 이완시키고 잡념을 배제한다.

❷ 정좌한 상태에서, 두 손으로 주먹을 쥐고 어깨 넓이로 벌린 채 내려서 바닥을 짚는다. 이 때 몸을 자연스럽게 앞으로 숙이고, 손등이 앞으로 가게 한다.

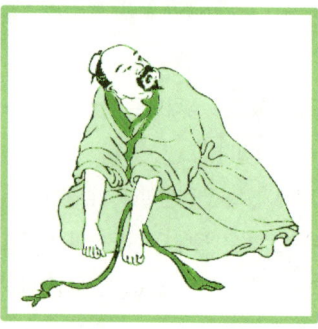

❸ 몸의 무게 중심을 바닥을 짚은 두 주먹에 두고, 서서히 고개를 왼쪽으로 최대한 돌려서, 마치 호랑이가 뒤를 돌아보듯이 한다. 이렇게 고개를 돌리는 동시에, 회음혈을 오므리면서 숨을 들이쉰다.

❹ 고개를 최대한 돌린 채 잠시 숨을 멈춘다. 다시 고개를 앞으로 서서히 돌리고 회음혈을 풀면서 숨을 내쉰다.

❺ 고개를 앞으로 둔 상태에서 잠시 숨을 멈춘다. ❸❹와 같은 요령으로 오른쪽으로 돌렸다 되돌리는 운동을 한다.

❻ 이상의 동작을 3~5차례 반복한다.

- 정좌를 하지 않고 무릎을 꿇고 앉아서도 하는데, 이렇게 두

손으로 바닥을 짚고, 머리를 최대한 돌려서 뒷면을 보는 수련을 '호랑이가 돌아보는 자세'라고 한다. 이런 수련을 하면, 가슴의 풍사를 제거하고 신장의 좋지 않은 기운을 몰아낸다.

❼ 동작이 모두 끝나면 고치법, 토납법, 수구법 및 인진법, 산보법 등으로 수련을 마친다.

효과 ❶ 머리와 목 그리고 가슴과 등의 풍독風毒을 제거함으로써, 해수기침, 기운이 막힘, 숨이 차고 갈증이 생김, 심장이 자주 뜀, 횡격막의 팽만감, 팔의 통증, 손바닥의 열, 배꼽이나 어깨 등허리의 통증, 풍사나 한사로 인한 식은 땀, 중풍, 잦은 소변, 설사, 피부통증, 건망증, 우울증, 열이났다 추웠다 하는 증세 등을 치유한다.

❷ 양손으로 주먹을 쥐고 앞으로 내려서 바닥을 짚게 하면, 몸의 무게 중심이 주먹으로 쏠리고 자연스럽게 기운이 단전에 모인다.

❸ 머리를 왼쪽으로 돌리면서 회음혈을 오므리면, 단전에 있던 선천기가 심장 아래에 있는 격막에서 후천기(숨을 들이 마셔서 얻은)와 서로 만난다. 또 고개를 바로 돌리면서 회음혈을 풀면, 후천의 탁기는 몸밖으로 배출되고 선천기는 다시 단전으로 들어간다.

따라서 이러한 자세로 호흡을 반복하면 폐장이 튼튼해짐

은 물론, 삼초(상초 중초 하초)의 기혈이 잘 순환하여 비장의 기능을 강화하게 된다.

제 3장. 가을의 수련

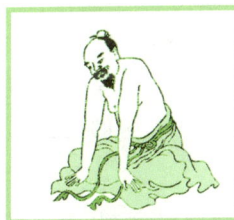
입추(8/8~22)

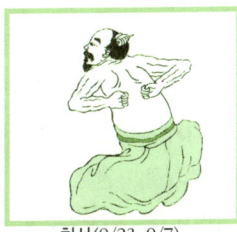
처서(8/23~9/7)

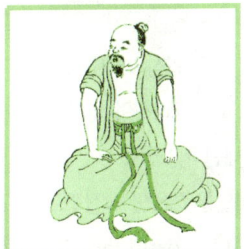
백로(9/8~22)

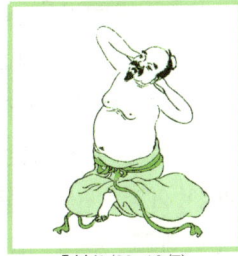
추분(9/23~10/7)

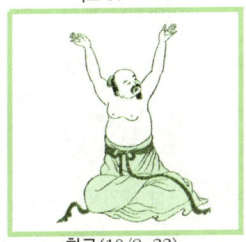
한로(10/8~22)

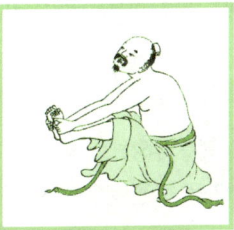
상강(10/23~11/6)

가을의 수련

❀ 총론

 가을은 입추·처서·백로·추분·한로·상강의 6절기로 나뉘며, 음기가 발동하여 기후가 점차 쌀쌀해진다. 쌀쌀한 가을바람이 불면 땅 위의 동·식물은 서서히 자신의 활동을 줄여 나간다. 점점 추워지고 자양분이 부족해질 것을 대비하여, 잎사귀를 줄이고 몸집을 줄이면서 계절의 변화에 대응한다. 옳고 그른 것을 가려서, 남아있을 것과 사라져야 할 것을 정한다. 의리를 강조하는 계절이 된 것이다.

 그래서 예로부터 가을에는 여름내 마음대로 향유한 결과에 대해, 잘한 것은 포상하고 잘못된 것은 벌을 주었다. 각 개인도 지난 봄·여름 동안 한 일에 대해 각자 반성의 시간을 갖는다. 그리고 더 엄정해지고 추워질 겨울을 대비하여 버릴 것은 버리고 취할 것은 취하는 결정을 내린다.

 따라서 이 때는 여름동안 큰 역할을 해왔던 심장과 소장 등을 편히 해주고, 동시에 가을의 죽이는 기운에 맞춰 폐와 대장의 기능을 활성화시켜야 한다. 경락에 있어서는 폐와 간장을 담당하는 수태음폐경과 수양명대장경을 주로 단련한다.

❀ 폐를 수양하는 방법

 가을 3개월 동안은 초하루와 보름날 아침 해가 뜰 때에, 서쪽을 향해서 천고를 7번 울리고, 적룡교해법을 써서 침을 3번 삼킨다(176쪽 참조). 그런 다음 눈을 감고 마음을 고르게 해서, 서방의 흰 기운을 '희'자의 토납법을 써서 7번 들이 마신다(이 때는 입으로 들이쉬고 코로 내보낸다). 잠시 숨을 멈추어서 기운을 막았다가, 70차례 호흡을 천천히 한다. 이것이 신기神氣를 조화롭게 하고 백魄을 휴식시키는 방법이다.

❀ 육기로 폐를 다스리는 법

코로 천천히 숨을 들이 마시고, 입으로 '희呬'자를 만들며 숨을 내쉰다. 자신의 귀로도 숨소리를 듣지 못할 정도로 미미하고 천천히 호흡한다.

먼저 기운을 고르게 해서 마음이 온화하게 된 뒤에, '희呬'자의 토납법을 쓰는데, 폐에 병이 심하면 크게 입을 벌린 '희'자의 토납법을 30번 하고, 이어 입을 작게 벌린 '희'자의 토납법을 30번 한다. 이렇게 하면 폐질환, 피로와 열, 기운의 막힘, 해수기침, 피부에 종기가 나고 가려움, 사지의 무력감, 코가 막힘, 가슴과 등의 통증 등이 치유된다. 이 '희'자의 토납법을 쓸 때, 두 손을 위로 들어 하늘을 밀어 올리듯이 하는 동작을 병행하면, 수태음폐경의 운행을 촉진하여 더욱 효과가 있다.

❀ 가을의 섭생법

 가을의 3개월은 폐의 기운이 왕성한 계절이다. 폐는 서방의 금에 속하고, '폐肺'의 글자는 '성하다'는 뜻으로, 기운이 성해서 울창한 것이다. 그 형상이 6개의 잎새와 2개의 귀를 가지고 있으므로, 총 8개의 잎새로 구성된 셈이다.

 폐에 백魄이 자리하고, 코는 폐의 기관이 된다. 왼쪽은 경庚에 해당하고 오른쪽은 신辛에 해당하며, 기운에 있어서는 기침이 되고, 눈물에 있어서는 콧물이 되며, 형체에 있어서는 살갗과 터럭이 된다. 위로는 뇌호혈에 통하고 아래로는 비장으로 통한다. 그러므로 모든 기운이 폐에 속하고, 호흡의 근원이 되며 기운을 전송하는 터가 된다.

 오랫동안 누워있으면 폐의 기운이 상하고, 신장의 좋지 않은 기운이 폐로 들어오면 눈물이 많이 난다. 또 폐가 오른쪽으로 자라면 천식 기침을 한다. 대장은 폐에 대응하는 부腑로, 대장과 폐는 보내고 배설하는 것을 주관한다. 코는 폐에 속한 기관으로, 기운이 서로 통하면 냄새를 잘 맡는다. 폐와 비장은 함께 터럭을 길러주므로, 살갗이 마르고 터럭이 잘 뽑혀 없어지는 사람은 폐가 많이 상한 것이다.

 폐는 금기운을 받아들이고, 금기는 가을을 주관한다. 소리는 상성이며, 색깔은 흰색이고, 맛은 매우며, 냄새는 비린내가 나는데, 심장의 안좋은 기운이 폐로 들어오면 좋지 않은 비린내가 난다. 그 성질은 의롭고, 칠정으로는 분노에 해당한다.

폐에 풍사가 있는 사람은 코가 막히고, 얼굴색이 메마른 사람은 폐가 건조하며, 폐에 병균이 있는 사람은 코에 종기가 난다. 잘 두려워하는 사람은 백魄이 폐를 떠난 것이고, 몸이 시커먼 사람은 폐의 기운이 미미해진 것이다. 잘 화내는 사람은 폐의 기능이 지나치게 성대해진 것이고, 춥고 더운 것을 견디지 못하는 사람은 폐가 피로해진 것이며, 폐가 피로하면 잠이 많아진다. 매운 음식을 좋아하는 사람은 폐의 기능이 떨어진 것이며, 장에서 꾸루룩 소리가 나는 사람은 폐의 기운이 막힌 것이고, 좋지 않은 기운이 폐에 들어간 사람은 숨 들이쉬기를 좋아한다. 그러므로 사람의 얼굴색이 밝고 흰 사람은 폐에 병이 없는 것이다.

폐에 병이 있으면 '희'자의 토납법을 써서 치유한다. 가을 3개월 동안은 금기운이 왕성하여 만물을 죽이므로 만물이 마르고 상하게 된다. 그러므로 백魄을 편안히 하고 형체를 보존하려는 사람은, 속으로는 어진 마음을 머금어 만물을 기르고 베풀지라도, 겉으로는 만물을 거두고 죽이는 기운을 따라 행동한다.

참새가 자러갈 때 자고 닭이 울 때 일어나며, 풀을 베고 벌목을 하는 등 죽이는 기운에 순응하면 폐가 강해진다. 폐가 강해지면 좋지 않은 기운이 침범하지 못하고, 이를 거스르면 오장의 조화가 무너져서 갖은 병이 다 발생한다.

❋ 문헌에서 인용

손진인이 「섭양론」에서 말하기를 "8월은 심장의 기운이 미약해지고 폐의 금기운이 주관하는 달이다. 쓴맛을 줄이고 매운맛을 늘려서 힘줄과 피를 보양함으로써, 심장과 간 비장 위 등을 길러주어 풍사가 침범하지 못하게 한다."고 했다.

손진인이 또 말하기를 "9월은 양기가 이미 쇠퇴하고 음기운이 크게 성대해지며, 거친 바람이 때때로 부니, 숨구멍이나 틈새가 바람으로 인해 상하지 않도록 잘 조치해야 한다. 특히 위장에 풍사가 들지 않도록 하고, 많이 취하거나 포식해서는 안 된다. 쓴 맛을 줄이고 단맛을 늘려서, 간과 신 및 비장 위장을 보양함으로써 원기를 길러야 한다."고 했다.

[13] 입추(7월절)

입추의 개요 양력으로 8월 8일 경이 입추立秋이며, 음력 7월의 절기이다. 음력 7월을 가을의 처음 달이라 하여 맹추孟秋라 하고, 입추와 처서의 두 절기가 이에 속한다. 금기운을 받아들인다는 뜻에서, 흰색으로 된 옷과 치장을 하고 다니며, 참깨를 개고기와 함께 먹어 양생을 한다.

『예기』의 월령편이나 『칠정산내편』의 역일편 기후 대목을 보면, "서늘한 바람이 불고, 찬 이슬이 내리며, 매미가 운다."고 하였다.

금기운이 발생하여 숙살肅殺의 기운이 도는 때이므로, 상벌을 엄정히 하여 충성과 의리를 가르치되, 아직은 조금 사정을 두어 너무 엄하게 하지 않는다. 또 금기운은 안으로 수렴하는 기운이므로, 밖으로 사신을 보내고 선물하는 일, 큰 벼슬을 주거나 땅을 나누어 주는 등 은덕을 베푸는 일은 삼가한다.

천지의 소리는 상성을 내고, 율은 이칙에 응하니, 맛은 맵고, 냄새는 비린내가 난다.

『예기』의 월령에도 "초가을에 겨울의 정령을 행하면, 음기가 너무 강해져서 껍질이 있는 해충이 곡식을 해치며, 적병이 침략한다. 봄의 정령을 행하면, 가뭄이 들고 양기가 다시 돌아와 곡식이 영글지 못한다. 여름의 정령을 행하면, 화재가 많이 발생하고, 수시로 추웠다 더웠다 해서 학질에 걸리는 사람이 많다."고 했다.

이 때 다음과 같이 수련을 하면 금기운에 의한 해수·천식을 막고, 풍사風邪의 침습을 방지해 피부와 터럭을 윤택하게 할 수 있다.

목적 6기 중 4기인 태음의 습한 토土기운이 도는 때로, 태음경과 족소양담경을 함께 단련하여, 습사가 중초에 정체됨을 막고 온 몸의 뼈와 살 및 피부와 모발에 고루 영양을 미치게 한다.

방법 ❶ 입추부터 처서 직전까지는 (대개 8/8~22일) 매일 축시(1~3시) 또는 인시(3~5시)에 정좌하고 앉아서, 전신을 이완시키고 잡념을 배제한다.

❷ 정좌를 한 채, 두 팔을 앞으로 내려서 손바닥으로 바닥을 짚는다. 이 때 손바닥을 약간 좌우로 벌리고, 몸을 앞으로 숙인다.

❸ 눈을 살며시 감고, 손바닥과 무릎 및 발에 몸의 무게중심을 두고, 엉덩이를 서서히 들어올리면서 숨을 들이쉰다.

❹ 엉덩이를 최대한 들어올린 상태에서 잠시 숨을 멈춘다. 다시 엉덩이를 서서히 내리면서 숨을 내쉰다. ❷의 상태에서 잠시 숨을 멈춘다.

❺ 이상의 동작을 7~8차례 반복한다.

❻ 동작이 모두 끝나면 고치법, 토납법, 수구법 및 인진법, 산보법 등으로 수련을 마친다.

효과 ❶ 태음경(수태음폐경과 족태음비경)과 족소양담경을 함께 단련함으로써, 허한 것을 보충해서 허리와 신장에 쌓인 독을 제거한다. 입안이 쓰고, 한숨을 잘 쉬며, 심장과 옆구리에 통증이 있어서 옆으로 돌리지 못하며, 얼굴에 버짐 등이 있고 윤기가 없으며, 발등에 열이 나고, 두통, 턱의 통증, 눈초리의 통증, 결분(견갑골 안쪽의 오목한 곳)이 붓고 아프며, 겨드랑이가 붓고 땀이 차며 오한이 나는 등의 증세를 치유한다.

❷ 손바닥으로 바닥을 짚고 엉덩이를 들어올리면서 숨을 들이쉬면, 혈액과 기운의 순환을 촉진한다. 또 엉덩이를 내리면서 숨을 내쉬면, 음식물의 영양이 전신에 고루 퍼진다.

❸ 엉덩이를 들었다 내렸다 하는 운동을 반복하면, 삼초 중에

중초의 진액이 활발히 움직여 온 몸의 기능을 고루 증강시킨다. 따라서 식욕을 돋우고 소화를 촉진시킨다.

[14] 처서

처서의 개요 양력으로 8월 23일 경이 처서處暑이며, 음력 7월의 중기이다(이에 대한 설명은, 7월의 절기인 입추편 참조).

『예기』의 월령편이나 『칠정산내편』의 역일편 기후 대목을 보면, "매가 새를 많이 잡아 마치 제물을 진상한 것처럼 늘어놓고, 천지가 금의 기운을 띠며 쓸쓸해지기 시작하여, 벼를 비롯한 곡식이 익기 시작하며, 숙살肅殺의 기운이 돌므로 벌주고 죽이는 일을 시행한다."고 하였다.

더위와 추위가 교체하는 시기로, 더위는 차차 사라지고 가을의 소슬한 바람이 불기 시작한다.

목적 6기 중 4기인 태음의 습한 토土기운이 도는 때로, 태음경(수태음폐경과 족태음비경) 및 족소양담경을 단련함으로써 오장육부의 기혈을 잘 통하게 하고, 폐와 소화기관의 상호기능을 증강시키면 피부와 모발을 윤택하게 한다.

방법 ❶ 처서부터 백로 직전까지는 (대개 8/23~9/7일) 매일 축시(1~3시) 또는 인시(3~5시)에 정좌하여, 전신을 이완시키고 잡념을 배제한다.

❷ 먼저 양손으로 주먹을 쥐고 뒤로 돌려 등에다 댄다. 머리를 좌로 돌리며 숨을 들이쉬는 동시에, 등의 위에서부터 아래로 내려오며 두 주먹의 손등으로 등을 두드린다.

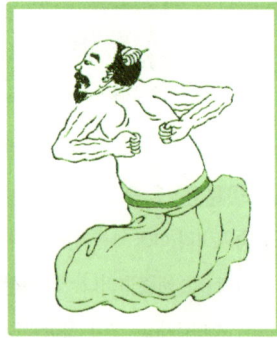

❸ 머리를 최대한 왼쪽으로 돌린 상태에서 잠시 숨과 두드리는 동작을 멈춘다. 다시 숨을 내쉬면서 머리를 정면으로 돌아오게 하는 동시에, 등의 아래에서 위로 올라가며 두 주먹의 손등으로 등을 두드린다.

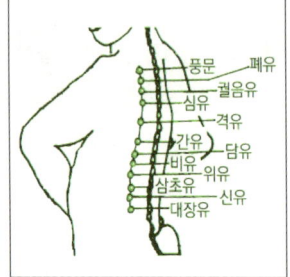

- 척추 양곁의 족태양방광경에 딸린 심유心兪 독유督兪 격유膈兪 간유肝兪 담유膽兪 비유脾兪 위유胃兪 등의 배유혈背兪穴, 즉 척추 양쪽의 두드러진 부위를 두드리면 더욱 좋다.

❹ 머리를 오른쪽으로 돌리며 숨을 들이쉬는 동시에, 등의 위에서부터 아래로 내려오

며 두 주먹의 손등으로 등을 두드린다.
- ❺ 머리를 최대한 오른쪽으로 돌린 상태에서 잠시 숨을 멈춘다. 다시 숨을 내쉬면서 머리를 정면으로 돌아오게 하는 동시에, 등의 아래에서 위로 올라가며 두 주먹의 손등으로 등을 두드린다.
- ❼ 이와같은 동작을 5~7차례 반복한다.
- ❽ 동작이 모두 끝나면 고치법, 토납법, 수구법 및 인진법, 산보법 등으로 수련을 마친다.

효과 ❶ 태음경 및 족소양담경을 함께 단련함으로써 풍사와 습사에 의해 막힌 경맥을 풀어준다. 어깨와 등의 통증, 가슴통증, 척추의 통증, 옆구리와 갈빗대 넓적다리 무릎으로 이어지는 통증, 정강이 복숭아뼈 등의 관절마디에 생기는 통증, 해수 천식 소갈 등의 증세를 치유한다.
❷ 두 손으로 주먹을 쥐고 등 뒤로 돌려 배유혈*을 두드리면, 족태양방광경은 물론 삼음 삼양의 모든 경맥의 운행을 촉진시켜서, 손 팔꿈치 어깨 등허리 가슴 옆구리 등의 기능을 좋게 한다.

- 배유혈背兪穴 : 앞그림 참조. 등쪽에 있는 심유·독유·격유·간유·담유·비유·위유 등을 일컫는다. 약수터에 가면 큰 나무에 등을 대고 부딪는 광경을 볼 수 있는데, 이 경우도 같은 효과를 얻게 된다.

❸ 이런 운동을 하면서 호흡을 하면 장부의 기혈운행을 촉진시키고, 특히 폐 및 위장의 탁기를 제거하여, 해수 천식 등을 다스리고 배설기능이 원활해진다.

[15] 백로(8월절)

백로의 개요 양력으로 9월 8일 경이 백로白露이며, 음력 8월의 절기이다. 음력 8월을 가을의 중간이라는 뜻으로 중추仲秋라고 하며, 백로와 추분의 두 절기가 이에 속한다. 7월과 마찬가지로 금기운을 맞아들이기 위해 흰색의 옷과 치장을 하며, 개고기와 함께 참깨를 먹어 양생을 한다.

『예기』의 월령편이나 『칠정산내편』의 역일편 기후 대목을 보면, "빠르고 센 바람이 불어오고, 기러기가 날아오며, 제비가 강남으로 돌아가고, 뭇새들이 먹이를 저장한다."고 하였다.

음은 상성이고 율은 남려이며, 맛은 맵고 냄새는 비린내가 난다.

형벌의 엄정을 더욱 다지고, 형벌의 양을 죄에 적정하게 한다. 또 백성을 동원하는 대규모 공사를 시작해도 된다.

이미 안으로 수렴하는 금기운이 이미 자리 잡았으므로, 행상들을 많이 불러서 재화를 가져오게 하고, 안으로 걷어들이는 일을 많이 벌인다.

『예기』의 월령에도 "중추에 봄의 정령을 행하면, 날씨를 춥게하는 가을비가 오지 않아서 초목이 다시 무성해지고, 나라안에 크게 두려워할 일이 생긴다. 여름의 정령을 행하면, 가뭄이 들고, 벌레가 숨어 들어가지 않으며, 곡식도 다시 영글 생각은 하지 않고 무성해지려고만 한다. 겨울의 정령을 행하면, 드센 바람이 자주 불고, 우뢰가 다시 떨치며, 초목이 일찍 말라죽을 것이다."고 했다.

이 때에 다음과 같이 수련을 하면, 발달한 음의 기운이 폐와 대장으로 들어가는 것을 막을 수 있다.

목적 6기 중 4기인 태음의 습한 토기운이 도는 때로, 태음경 및 족양명위경을 단련함으로써 오장육부의 기혈을 잘 통하게 하고, 폐와 소화기관의 상호기능을 증강시키면 피부와 모발을 윤택하게 한다.

방법 ❶ 백로부터 추분 직전 까지는 (대개 9/8~22일) 매일 축시(1~3시) 또는 인시(3~5시)에 정좌하여, 전신全身을 이완시키고 잡념을 배제한다.

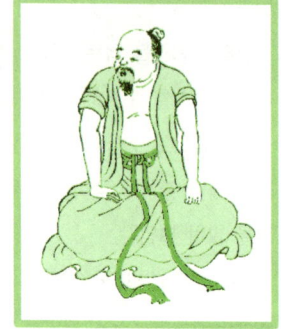

❷ 양 손바닥으로 무릎의 위를 지그시 누르되, 첫째 손

가락이 음곡혈*에 닿도록 하고 두번째 손가락이 독비혈**에 닿도록 하며, 세번째 손가락이 음릉천혈***에 닿도록 한다. 이렇게 손바닥으로 무릎을 누른 상태에서, 머리를 서서히 왼쪽으로 돌리면서 숨을 들이 쉰다.

- 음곡혈陰谷穴 : 무릎 안쪽뼈의 뒷쪽에 위치한 혈로, 무릎관절 고관절 등의 통증과 신장기능에 문제가 생겨 만성피로 정력감퇴 등의 증세에 눌러주면 효과가 있다.

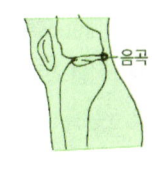

- 독비혈犢鼻穴 : 족양명위경의 하나이다. 무릎을 구부릴 때 정강이뼈와 무릎뼈 사이에 생기는 함몰된 곳이 혈점이다. 무릎관절은 물론이고 위장의 소화에 관여한다.

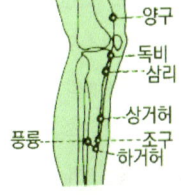

- 음릉천혈陰陵泉穴 : 음릉천은 무릎의 안쪽 바로 밑에 옴푹 들어간 곳에 있는 혈점이다. 이 혈점은 비뇨생식기 질환에 관여하고, 아울러 무릎관절에도 영향을 준다. 족태음비경의 하나이다.

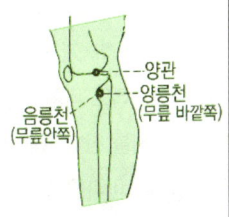

❸ 머리를 최대한 왼쪽으로 돌린 상태에서 잠시 숨을 멈춘다. 다시 머리를 원래의 정면으로 돌아오게 하면서 숨을 내쉰다.

❹ 머리가 정면에 돌아온 상태에서 잠시 숨을 멈춘다. 머리를 서서히 오른쪽으로 돌리면서 숨을 들이쉰다.

❺ 머리를 최대한 오른쪽으로 돌린 상태에서 잠시 숨을 멈춘다. 다시 정면으로 돌아오게 하며 숨을 내쉰다.

❻ 이상의 운동을 3~5차례 한다.

❼ 동작이 모두 끝나면 고치법, 토납법, 수구법 및 인진법, 산보법 등으로 수련을 마친다.

효과 ❶ 풍사風邪의 적체를 해소한다. 허리와 등을 통과하는 경락을 잘 닦아주고 오한을 없애준다. 몸을 펴기가 어렵고, 자주 하품을 하며, 작은 소리만 들어도 놀라고, 학질로 땀이 나며, 코피가 나고, 목이 붓고 인후가 마비되어 말을 못하며, 안면이 검어지고, 갑자기 노래부르고 웃으며 떠들며, 옷을 벗어버리고 나체로 달리는 등의 미친 증세를 치유한다.

❷ 풍사가 폐를 침범하여 생기는 오한 발열 해수 식은 땀 등을 방지한다. 머리를 좌우로 돌리면 폐와 신장의 기능을 강화시켜서, 기운과 진액을 온 몸에 고루 퍼지게 하는 효과가 있다. 따라서 피부와 모발이 윤택해져서 더위와 추위의 교

체로 인한 과도기적 영향을 견뎌나갈 수 있게 된다.
3. 또 이런 동작을 하면서 호흡을 하게 되면, 삼초를 잘 다스림은 물론, 탁한 기운을 몰아내고 신선한 기운을 받아들임으로써 폐의 기능과 대장의 배설기능을 강화시킨다.

[16] 추분

추분의 개요 양력으로 9월 23일 경이 추분秋分이며, 음력 8월의 중기이다(이에 대한 설명은, 8월의 절기인 백로편 참조).

『예기』의 월령편이나 『칠정산내편』의 역일편 기후 대목을 보면, "우레가 소리를 거두고, 땅 속에서 겨울잠을 자는 벌레들이 흙으로 입구를 막으며, 땅 위의 물이 마르기 시작한다."고 하였다.

봄의 춘분과 마찬가지로, 낮과 밤의 길이가 같아지는 때가 추분이다. 다만 차츰 양기가 왕성해지는 봄과는 달리, 이 때부터 음기가 왕성해져서 쌀쌀한 기운이 들고, 양기는 날로 쇠약해져서 물이 마르기 시작한다. 이렇게 낮과 밤의 길이가 같아지므로, 하늘의 운행에 맞춰서 도량형을 다시 한번 점검하여 바르게 정비하는 것이다.

하늘의 기운은 내려오고 땅의 기운은 올라간다. 이에 맞춰서 맑고 정숙한 기운을 들이마시고, 대장은 탁한 것은 아래로 배설하고 맑은 영양분은 위로 보낸다. 따라서 이 때 다음과 같이 수련을 하면, 폐와 대장의 기능을 강화시켜 건강한 삶을 영위할 수 있다.

목적 6기 중 5기인 양명의 건조한 금기운이 도는 때로, 수양명대장경과 족양명위경을 함께 단련하여 오장육부의 기혈을 잘 통하게 하고, 폐의 한사를 몰아내며 몸안의 양기를 강화한다.

방법 ❶ 추분부터 한로 직전까지는 (대개 9/23~10/7일) 매일 축시(1~3시) 또는 인시(3~5시)에 정좌하여, 전신을 이완시키고 잡념을 배제한다.

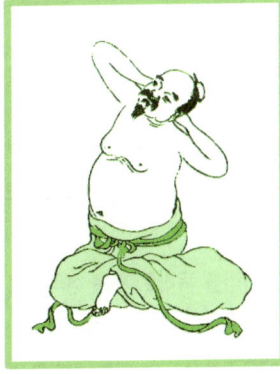

❷ 양손을 들어 손바닥으로 양쪽 귀를 덮는다. 손목쪽이 앞쪽으로 오게 하고, 손가락 등은 뒷통수의 약간 아랫쪽(뇌호 및 풍지혈)*에 닿도록 한다. 먼저 왼쪽으로 천천히 머리와 허리를 구부리며 숨을 들이쉰다(마치 옆구리 운동하듯이 허리를 옆으로 구부린다).

> - 뇌호腦戶 및 풍지혈風池穴 : 뇌호혈은 뇌로 통하는 경락의 문호라는 뜻으로, 독맥이 상행하여 뇌로 들어가는 입구이다.
> - 풍지혈은 깊고 넓은 연못이라는 뜻으로, 나쁜 기운이 침입하여 잘 머무는 혈로 안질환 두통 귓병 뇌질환 정신과질환과 신경계질환에 응용한다.

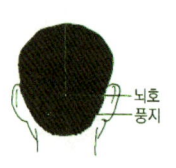

❸ 왼쪽으로 최대한 허리와 머리를 구부린 상태에서 잠시 숨을 멈춘다. 이어서 머리와 허리를 똑바로 세우면서 숨을 내쉰다.

❹ 머리를 똑바로 세운 상태에서 잠시 숨을 멈춘다. 오른쪽으로 천천히 머리와 허리를 구부리며 숨을 들이쉰다.

❺ 오른쪽으로 최대한 허리와 머리를 구부린 상태에서 잠시 숨을 멈춘다. 이어서 머리와 허리를 똑바로 세우면서 숨을 내쉰다. 잠시 숨을 멈춘다.

– 항상 강조하지만 동작과 숨쉬기는 최대한 천천히 한다. 또 눈은 자연스럽게 뜨고 동작을 따라간다.

❻ 이상의 수련을 3~5차례 반복한다.

❼ 동작이 모두 끝나면 고치법, 토납법, 수구법 및 인진법, 산보법 등으로 수련을 마친다.

효과 ❶ 풍사와 습사의 적체를 해소한다. 옆구리 갈비 허리 넓적다리 배 무릎 등의 붓고 아픔, 무릎 아래뼈 발등 등의 통증, 몽정 등 기운의 유실, 복부 팽만감, 오금이 저림, 장딴지가 찢어지는 듯한 통증, 목이 마름, 위가 차갑고 더부룩함 등의 증세를 치유한다.

❷ 폐의 한기를 몰아내서 천식이나 해수를 치유하고, 가슴의 답답함, 잔기침, 복부에 물이 참, 허리 및 옆구리의 통증, 팔꿈치 등의 통증을 치유한다.

가을의 수련 / 추분

[17] 한로(9월절)

한로의 개요 양력으로 10월 8일경이 한로寒露이고, 음력 9월의 절기이다. 음력 9월을 가을의 끝이라는 뜻에서 계추季秋라 하며, 한로와 상강의 두 절기가 이에 속한다. 금기운을 맞기 위해 흰색의 옷과 치장을 하며, 농촌에서는 곡식을 모두 거두어들이고, 조세를 완전히 거두며, 7월 8월과 마찬가지로 개고기와 참깨를 함께 먹어서 양생을 한다.

『예기』의 월령편이나 『칠정산내편』의 역일편 기후 대목을 보면 "기러기가 북으로부터 와서 모이고, 참새는 바다에 들어가서 조개가 되며(양기운을 움츠려 감춘다), 국화가 노랗게 핀다."고 하였다.

이미 천지의 소리는 상성을 내고 율은 무역으로 바뀌며, 맛은 맵고, 냄새는 비린내가 나니, 천지의 막고 감추는 법칙에 맞춰서 밖으로 드러내는 일을 삼가해야 한다.

『예기』의 월령에도 "늦가을에 여름의 정령을 행하면, 큰 홍수가 나서 창고에 저장한 곡식이 침수되며, 코가 막히고 재채기가 나는 병이 만연할 것이다. 겨울의 정령을 행하면, 도둑이 많이 발생하고, 변방이 불안하며, 지진이 날 것이다. 봄의 정령을 행하면, 따뜻한 바람이 불어와서 백성의 심기가 해이하고 나태해지며, 전란이 일어나 이리저리 떠돌 것이다."고 했다.

따라서 이 때에 다음과 같이 수련을 하면, 발달한 음의 기운이 허리나 등으로 내려갔다가 간으로 역상하는 것을 막을 수 있다.

목적 6기 중 5기인 양명의 건조한 금기운이 도는 때로, 양명경 및 족태양방광경을 함께 단련하여 음기운에 의한 침해를 예방한다.

방법 ❶ 한로부터 상강 직전까지는 (대개 10/8~22일) 매일 축시 (1~3시) 또는 인시(3~5시)에 정좌하여, 전신을 이완시키고 잡념을 배제한다.
❷ 손바닥을 하늘로 향하고 두 팔을 머리 위로 뻗어서 높이 든다. 왼손을 더 높이 들면서 천천히 숨을 들이 쉰다. 즉 오른쪽으로 허리를 굽혀서 왼쪽의 허리를 펴는 자세를 취한다.
❸ 왼쪽 허리를 최대한 편 자세에서 잠시 숨을 멈춘다. 천천히 굽혔던 허리를 풀어 처음의 두 손을 높이 든 자세로 돌아오면서 숨을 내쉰다.
❹ 몸을 똑바로 세운 자세에서 잠시 숨을 멈춘다. 이번에는 오른손을 더 높이 들면서 천천히 숨을 들이 쉰다. 즉 왼쪽으

로 허리를 굽혀서 오른쪽의 허리를 펴는 자세를 취한다. 최대한 허리를 편 상태에서 잠시 숨을 멈춘다.

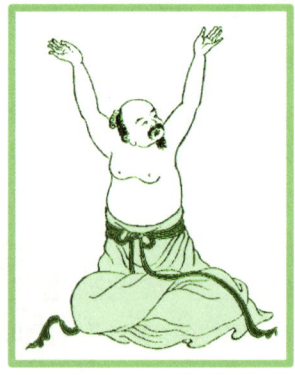

❺ 천천히 굽혔던 허리를 풀어 처음 두 손을 높이 든 자세로 돌아오면서 숨을 내쉰다.
❻ 이상의 운동을 3~5차례 반복한다.
❼ 동작이 모두 끝나면 고치법, 토납법, 수구법 및 인진법, 산보법 등으로 수련을 마친다.

효과 ❶ 풍사와 한사 및 습사를 제거한다. 옆구리 겨드랑이 등을 통과하는 경락을 원활하게 풀어줌으로써, 두통 척추통 및 허리가 꺾이는 듯한 통증, 치질, 학질, 미친병, 머리 양쪽 가의 통증 및 정수리의 통증, 눈이 누렇게 되고 눈물이 나오며, 코피가 나고, 곽란을 일으키는 등의 여러 증상을 치유한다.
❷ 두 손을 위로 밀어내고 허리를 한쪽으로 굽히며 숨을 들이쉬면, 수양명대장경의 기운이 위로 폐까지 전달되어 폐와

대장의 상호조화가 잘 이루어진다. 또 허리를 굽히는 동작에서 족태양방광경과 족양명위경이 함께 단련된다.

다시 숨을 내쉬면서 제자리로 돌아오면 폐에 있던 기운이 대장으로 내려가서 맑은 기운이 탁한 기운을 제거하도록 돕는다.

❸ 이렇게 폐의 구멍을 잘 여닫음으로써 폐의 기능을 강화시키고, 아울러 양명경을 단련시켜 한사의 침범을 막으며, 대소변을 용이하게 하는 등 대장의 기능을 활성화시킨다.

[18] 상강

상강의 개요 양력으로 10월 23일경이 상강霜降이고, 음력 9월의 중기이다(이에 대한 설명은, 9월의 절기인 한로편 참조).

『예기』의 월령편이나 『칠정산내편』의 역일편 기후 대목을 보면, "승냥이가 짐승과 새를 많이 잡아 하늘에 제사를 지내며, 초목은 누렇게 변해 낙엽지고, 동면하는 벌레들이 모두 땅속으로 들어가 입구를 막는다."고 하였다.

가을의 수렴하는 기운이 마무리되는 시점이다. 하늘의 수렴하는 기운에 맞춰서, 재판을 완전히 끝내서 미결수가 없도록 하고, 벼슬이 능력 밖이거나 일에 비해 수당이 많은 것을 회수한다.

하늘이 점점 추워져서 서리가 내리기 시작하고 가을의 소슬한 바람이 매워지니, 초목이 누렇게 변하고 벌레들도 모두 땅속으로 들어가 입구를 막는다. 사람도 이에 맞춰서 폐의 숨구멍을 잘 다스려, 풍사와 한사의 침범으로부터 몸을 보호해야 한다.

목적 6기 중 5기인 양명의 건조한 금기운이 도는 때로, 양명경 및 족태양방광경을 함께 단련하여, 온 몸에 경락의 흐름을 원활하게 한다.

방법 ❶ 상강부터 입동 직전까지는 (대개 10/23~11/6일) 매일 축시(1~3시) 또는 인시(3~5시)에 정좌하여, 전신을 이완시키고 잡념을 배제한다.

❷ 무릎을 세워서 양손으로 양발의 발가락을 움켜쥔 다음, 천천히 숨을 들이쉬면서 발을 바닥에서 밀어 앞으로 다리를 편다.

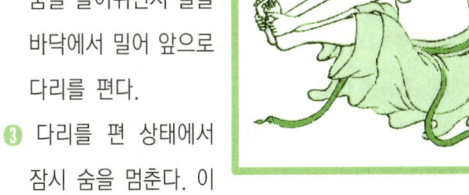

❸ 다리를 편 상태에서 잠시 숨을 멈춘다. 이어 다리를 굽히면서 숨을 내쉰다. 다리를 완전히 굽힌 상태에서 잠시 숨을 멈춘다.

❹ 이상의 운동을 5~7차례 반복한다.

❺ 동작이 모두 끝나면 고치법, 토납법, 수구법 및 인진법, 산보법 등으로 수련을 마친다.

효과 ❶ 풍사와 습사로 인한 마비 증세가 허리와 오금 등에

맺혀 통증이 오고, 목과 등 허리 꼬리뼈 허벅지 무릎 정강이 등의 통증, 일시적인 피고름, 복부의 팽만감, 소변 볼 때의 통증, 복부의 기생충, 근육 등의 마비, 하체가 붓는 증세, 오장에 독이 쌓여 근육이 굳는 각기 증세, 오래된 치질, 탈항 등의 증세를 치유한다.

❷ 두 손으로 두 발가락을 잡으면 엄지손가락이 족태음비경의 은백혈*에 닿게 되고, 두번째 손가락이 족양명위경의 여태혈**에 닿으며, 세번째 손가락은 족소음신경의 용천혈에 닿고, 네번째 손가락은 족소양담경의 족규음혈***에 닿으며, 새끼손가락은 족태양방광경의 지음혈****에 닿아서, 모든 경맥이 서로 조화를 이뤄 운행하는데 도움을 준다. 따라서 온몸에 기가 잘 순환되어 만병이 사라진다.

● 은백혈隱白穴 : 엄지발가락의 안쪽(오른발이라면 왼쪽. 왼발이라면 오른쪽)에 발톱이 막 시작하려는 곳에 있다. 불안 불면 등 정신병과, 비장에 열이나 소화가 안되거나 생리불순일 경우에 눌러주면 효과를 본다.

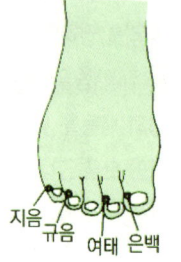

- 여태혈厲兌穴 : 족양명위경이 시작하는 곳이다. 두번째 발가락 바깥쪽으로 발톱이 시작하는 곳에 위치한다. 발의 통증은 물론 위염 위궤양 등 위장병이 있을 때 누르면 효과를 본다.

- 족규음혈足竅陰穴 : 네번째 발가락의 바깥쪽으로 발톱이 시작하는 곳에 위치한다. 발의 통증은 물론 신경성 두통, 편두통, 눈의 통증, 이명, 불면, 고혈압, 입 및 인후의 염증 등의 증세에 누르면 효과를 본다.

- 지음혈至陰穴 : 새끼 발가락의 바깥쪽으로 발톱이 시작하는 곳에 위치한다. 목과 머리의 통증, 눈의 통증 및 충혈, 소변보기가 어려움 등의 증세가 있을 때 누르면 효과가 있다. 발바닥 가운데의 용천혈과도 연결된다.

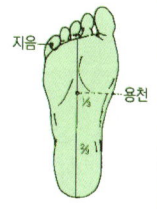

❸ 다리를 펴며 숨을 들이쉬면 맑은 기운을 받아들여져 장부에 영양을 주고 신진대사를 활발하게 해주며, 다리를 오므리며 숨을 내쉬면 폐의 활동을 활발하게 하여 장부의 탁기를 내보냄으로써 소화기관의 고질적인 냉기가 없어진다.

제 4장. 겨울의 수련

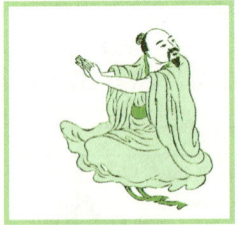
입동(11/7~21)

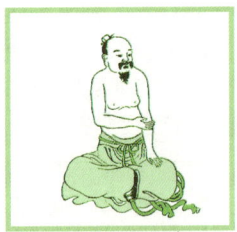
소설(11/22~12/6)

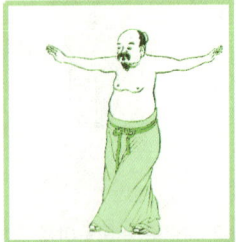
대설(12/7~21)

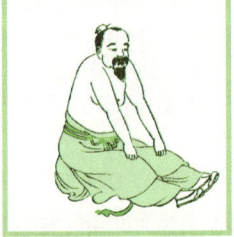
동지(12/22~1/5)

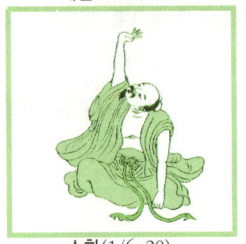
소한(1/6~20)

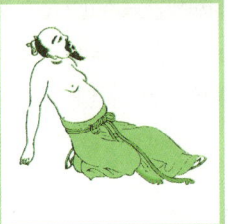
대한(1/21~2/3)

❈ 총론

 겨울은 입동·소설·대설·동지·소한·대한의 6절기로 구성되며, 음기의 활동이 성대해지고 상대적으로 양기는 위축된다. 초목들이 대부분 자취를 감추고, 대부분의 동물도 따뜻한 곳을 찾아 이주를 하거나 겨울잠을 자는 등 칩거를 한다. 가을에 조금씩 활동영역을 좁히던 형태에서 벗어나, 자신을 최소로 감추고 웅크리며 새해를 대비해 수양을 쌓는 때이다.

 그래서 예로부터 겨울에는 천지의 기운이 꽉 막혀 소통되지 못하는 뜻을 살려서, 곳간을 잘 단속하고, 관문을 잘 단속하여 오가는 사람을 제약하는 등 백성의 활동을 자제하는 정치를 폈으며, 상을 주거나 은혜를 베푸는 일은 하지 않고, 그 대신 벌은 엄정하게 주었다.

 따라서 이 때는 가을에 많은 역할을 해왔던 폐와 대장을 편안히 해주고, 신장과 방광의 기능을 강화함으로써, 안으로 잘 간직하고 자신을 성찰할 수 있는 삶을 살 수 있도록 노력한다.

❈ 신장이 겨울에 왕성하다는 이론

 「내경」에 말하기를 "신장은 북방수에 해당하고 흑제黑帝가 된다. 배꼽의 반대편 허리와 척추의 사이에 있으며, 수의 기운을 나누어서 온 몸에 물을 대주는 일을 하니, 마치 나무의 뿌리와 같은 역할을 한다."고 했다.

왼쪽에 있는 것을 신장이라 하고, 오른쪽에 있는 것을 명문이라고 하는데, 명문은 기운을 생하는 관청이자 기운을 죽이는 집이다. 잘 지켜 쓰지 않으면 생명이 존재하고, 사용하면 고갈되어 죽게 된다. 간의 어미가 되고 폐의 자식이 되며, 귀는 신장의 상태를 나타내는 터가 된다.

 하늘이 나를 낳고, 기운이 흘러 변해서 정기가 되며, 정기가 왕래해서 신神이 된다. 신은 신장이고 칠정으로는 지혜가 되며, 왼쪽은 임壬에 속하고 오른쪽은 계癸에 속한다. 일진(지지)으로는 자子와 해亥에 해당하고, 기운으로는 '취'가 되며, 진액으로는 '토하는 것'이 되고, 형체로는 뼈가 된다. 그러므로 오랫동안 서있으면 뼈가 상하고, 신장이 손실된다. 이빨에 응하니, 이빨에 통증이 있는 사람은 신장이 상한 것이다.

 상초를 경영하고 중초를 영위하며 하초를 거느리니, 신장에 좋지 않은 기운이 들어오면 토하기를 잘한다. 방광은 진액을 주관하는 관청이고 터럭을 길러주며, 신장은 밖으로 귀에 통한다. 소리는 우성이고, 맛은 짜며, 냄새는 썩은 냄새가 난다. 그러므로 심장의 좋지 않은 기운이 신장으로 들어오면, 지독하게 썩은 냄새가 난다.

 남자가 60세가 되면 신장의 기운이 약해져서 터럭에 변화가 (색깔 등) 오고 이빨이 흔들리며, 70세가 되면 형체가 거의 없어진다. 90세가 되면 신장의 기운이 거의 고갈되어 뼈가 위축되어 침상에서 일어나지 못한다.

신장에 병이 있으면 귀가 들리지 않고 뼈가 위축되니, 신장은 뼈를 튼튼하게 하고 터럭을 윤기나게 한다.

신장은 산으로는 북악北嶽에 응하고, 위로는 북극성의 정기와 통한다. 겨울 3개월 동안은 북극성의 정기가 신장으로 들어가게 된다. 뼈에 통증이 있는 사람은 신장이 허한 것이고, 이빨이 많이 어긋난 사람은 신장이 쇠약하며, 이빨이 뽑혀 나간 사람은 신장에 풍사가 들어간 것이다.

귀에 통증이 있는 사람은 신장의 기운이 막힌 것이며, 하품을 많이 하는 사람은 신장에 좋지 않은 기운이 있는 것이고, 허리를 잘 펴지 못하는 사람은 신장의 균형이 무너진 것이다. 얼굴색이 검게 된 사람은 신장이 쇠약해진 것이고, 얼굴색이 붉게 빛나는 사람은 신장에 병이 없는 것이다. 뼈마디가 울리는 사람은 신장이 약해진 것이고, 폐의 좋지 않은 기운이 신장으로 들어가면 자꾸 허리를 펴려고 한다.

신장에 병이 있으면 '취'자의 토납법으로 안좋은 기운을 몰아내고, 호흡을 잘하여 보양하면 지혜로와진다. 신장의 기운이 침체되어 있으면, 마음속 깊이 '취'자를 생각하며 숨을 입으로 내쉬면 점차 기운이 통하게 된다. 꿈속에서 어두운 곳으로 들어가, 여인 비구니 거북이 자라 낙타 말 깃발 창 등을 보고, 자신은 갑옷을 입거나 등산하거나 강에서 배를 타는 등등의

겨울의 수련

꿈을 꾸는 것은 신장이 허약하기 때문이다.

겨울의 3개월은 하늘과 땅의 기운이 막혀 통하지 않아 만물이 숨고 감추는 때이므로, 행동과 말을 삼가해야 한다. 특히 자신이 좋아한다고 해서 즐기려 하지 말고, 큰 소리 또는 화를 내지 말며 다투지도 말아야 한다.

❀ 신장을 수양하는 방법

겨울 3개월 동안은 북쪽으로 향해서 앉거나 누워야 한다. 또 수련을 할 때는 북쪽을 향해 앉아서 상하 어금니를 9차례 부딪히고, 적룡교해법(176쪽 참조)으로 침을 꿀꺽 삼키기를 3차례 한다. 다시 북쪽 현궁玄宮의 흑기黑氣를 입으로 다섯번에 걸쳐 마시면서 '취'자 토납법으로 인한 손실을 보충한다.

❀ 육기로 신장을 다스리는 법

신장을 치유하는 토납법은 '취'자 토납법이다. 코로 숨을 천천히 들이쉬고, 입으로 '취'자를 생각하며 숨을 내쉰다. 신장에 병이 있으면 입을 크게 벌린 '취'자 토납법을 30차례 하고, 이어 입을 작게 벌린 '취'자 토납법을 10차례 반복한다.

이렇게 하면 신장의 모든 병을 치유할 수 있다. 냉기로 인한 허리와 무릎의 통증을 고치고, 오랫동안 서있을 수 없으며, 양도가 쇠약해지고, 귀안에 벌레가 있는 듯한 소리가 나며, 입안에 부스럼이 나고 답답한 열이 발생하는 등의 증세를 치유한다. 몇 번을 '취'자 토납법을 써도 고쳐지지 않을 때는 그쳐야 한다. 너무 지나치면 오히려 신장의 기운을 소진할 염려가 있기 때문이다.

❀ 겨울의 섭생방법

겨울 3개월은 하늘과 땅의 기운이 막히고, 물이 얼고 땅이 굳어져 양의 기운을 보기 어렵다. 일찍 자고 늦게 일어나, 햇볕이 한기를 몰아낼 때까지 기다렸다 활동하는 것이 좋다. 따뜻함을 취하고, 땀을 내서 피부로 기운을 배설하지 말아야 한다. 이를 거스르면 신장이 상해 봄에도 생기를 얻기가 어려워진다.

이 때에는 음에 쫓긴 양이 몸안에 있기 때문에 질병이 있으면 토하는 것이 좋다. 왜냐하면 심장과 창자에 열이 많아서, 땀이 나게 하면 양기가 밖으로 새어나갈 염려가 있기 때문이다. 땀을 내기 보다는 술을 마시거나 보약을 먹는 것이 좋다. 혹은 산약주를 한 두잔 마셔서 양기를 받아들이는 것도 좋다. 누워서 잘 때는 헐거워 몸을 제약하지 않는 옷이 좋고, 추워지면 두터운 솜옷을 입는다. 점차 두터운 옷을 입되, 너무 많이 껴입지 말고 추위를 면할 정도가 제일 좋다.

또 너무 큰 불을 사용하는 것도 좋지 않은데, 불로 구워먹는 것은 더욱 손실을 가져온다. 음식이 불길에 직접 닿으면 그을음 등이 묻게 되고, 이것을 먹으면 심장에 좋지 못한 기운이 가게 되어 가래의 원인이 된다. 가래가 생기면 기침감기의 원인이 되고, 소화력을 떨어뜨려 몸의 상태를 나쁘게 만든다. 구워먹을 때 적절한 온도의 숯불을 사용하면 이런 현상이 감소된다. 사람의 손과 발은 심장과 잘 통하는데, 손과 발을 통해 불기운이 직접 심장에 닿으면 답답하고 조급증을 느끼게 되므로, 큰 불을 사용하는 것을 꺼리는 것이다.

차가운 약은 열을 다스리지 못하고, 극도로 열을 내는 약은 차가움이 극도로 심한 경우를 치유하지 못한다. 왜냐하면 물은 습한 데로 나아가고 불은 마른 데로 나아가기 때문이다. 짠 음식을 줄이고 쓴 음식을 늘여서 심장의 기운을 보양해야 한다. 수가 화를 극해서 심장에 병이 생기는 것을 걱정해야 한다. 그러므로 심장을 보양해야 하고, 밀폐된 곳에 거처해야 하며, 따뜻한 옷을 입어야 하고, 음식을 조화롭게 해서 차고 따뜻한 음식을 적당히 먹어야 한다. 그럼으로써 위장에 한사와 풍사가 닿지 않도록 해야 한다. 노인은 더욱 조심해야 하니, 한사가 위장을 감염시키면 가래를 끓게 해서 기침이 많게 된다. 거스르면 마비가 오고 정신이 어지럽게 되는 질병이 온다.

겨울에는 양기가 안에 있고 음기가 밖에 있게 되는데, 노인은 상체에 열이 많고 하체는 냉한 병이 있다. 그러므로 너무 더운 물로 목욕하는 것은 좋지 않다. 양기가 안에 숨어 있는 때에 뜨거운 물을 통해 불기운을 맞게 되면 땀이 나게 되고, 땀을 통해 몸안에 있는 양기가 밖으로 새어나가기 때문이다.

나이가 들면 뼈와 살이 약해져서 외기에 쉽게 느끼고 움직이므로 밖으로부터의 질환이 많게 된다. 따라서 아침 일찍 일어나거 찬기운을 맞으면 좋지 않다. 일찍 일어날 때는 진한 술을 한 잔 마셔서 한기를 몰아내는 것도 좋은 방법이다. 저녁 늦게 마시면 염증을 없애고 창자의 열을 식히는 약이 되므로 심기를 평화롭게 하고, 열기가 위로 솟지 못하게 한다. 이 때에 가장 삼가할 것은 부부관계이다.

❊ 문헌에서 인용

「보생심감」에 말하기를 "11월은 화기가 잠겨 엎드리니, 막고 감추어서 그 본연의 진기를 기름으로써, 다음해 봄에 발생해서 위로 오르게 하는 근본이 되게 한다. 이 때에 만약 죽이는 일에 힘쓰면, 만물이 피어오르는 봄이 와도 아래에 근본이 없게 되므로, 양기가 가볍게 떠올라 반드시 감기 등의 병에 걸리게 된다.

11월에는 양 하나가 회복되어 양기가 처음으로 발생하기 시작한다. 몸에 비유하면, 양기가 처음 움직여 화력이 미미하므로 잘 보살펴야 하는 것과 같다."고 했다.

[19] 입동(10월절)

입동의 개요 양력으로 11월 7일경이 입동立冬이고, 음력 10월의 절기이다. 음력 10월을 겨울의 처음이라는 뜻에서 맹동孟冬이라 하고, 입동과 소설의 두 절기가 이에 속한다.

천지의 소리는 우성을 내고, 율은 응종으로 바뀌니, 이미 만물은 겨울의 준비를 다하였다. 겨울의 수기운을 맞이하기 위해서, 모든 복장은 물의 색인 검은색으로 하여 천지의 색깔과 맞게 치장하며, 기장밥을 돼지고기와 함께 먹어 뱃속에 기름을 저축한다.

『예기』의 월령편이나 『칠정산내편』의 역일편 기후 대목을 보면, "물과 땅이 얼기 시작하고, 꿩이 큰 물로 들어가서 조개(蜃)*가 된다."고 하였다.

- 조개(蜃) : 무명조개(대합)이라고도 하며 이무기라고도 한다. 무명조개가 기운을 토해내면 누대樓臺가 나타난다고 하며, 이무기는 교룡의 일종으로 기운을 토하여 신기루를 일으킨다고 한다. 여기서는 양의 기운이 물속으로 내려가 숨는다는 뜻이다.

옛날에는 이 달을 중시하여, 태사를 시켜 거북껍질과 시초蓍革에 피(제사에 희생된 짐승의 피)를 발라 점을 침으로써 길흉을 살피게 하였다.

이 때부터 추위에 대비해서 모피를 입기 시작한다. 하늘의 기운은 위로 올라가고 땅의 기운은 아래로 내려가니, 두 기운이 서로 통하지 않게 되어 세상이 막히게 되었다. 사람도 세상을 꽉 막히게 하는 기운의 운행에 맞춰서, 외부에 방치된 물건이 없게 하고, 창고의 문을 잘 닫으며, 변방의 경계를 잘하고, 검문을 엄격히 하여 통행을 제한한다.

『예기』의 월령에도 "초겨울에 봄의 정령을 행하면, 단단히 얼어붙지 않아서 땅의 기운이 위로 새고, 민심이 흔들려 이리저리 떠돌게 된다. 여름의 정령을 행하면, 폭풍이 많아지고, 겨울인데도 춥지 않아서 숨어있던 벌레들이 다시 나오게 된다. 가을의 정령을 행하면, 눈과 서리가 아무때나 내리고, 작은 전란이 수시로 일어나며, 국토를 뺏기게 될 것이다."라고 했다.

이 때 다음과 같이 수련하면 겨울의 움츠리고 감추며 쉬는 기능, 특히 신장이 건강하게 된다.

목적 6기 중 5기인 양명의 건조한 금기운이 도는 때로, 양명경 및 족궐음간경을 함께 단련함으로써, 한기를 대비해 온 몸에 고른 영양이 가도록 한다.

방법 ❶ 입동부터 소설 직전까지는 (대개 11/7~21일) 매일 축시(1~3시) 또는 인시(3~5시)에 정좌하여, 전신을 이완시키고 잡념을 배제한다.

❷ 양팔을 어깨 높이 정도로 들어 올려 우측으로 밀듯이 펴면서 고개는 왼쪽으로 돌린다. 동작을 최대한 천천히 하면서 숨을 들이쉰다. 이 때 될 수 있으면 두 손의 엄지손가락을 서로 붙인다.

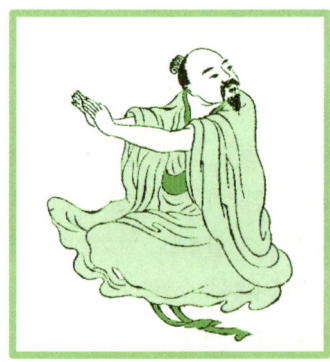

❸ 최대한 고개를 왼쪽으로 돌린 상태에서 잠시 숨을 멈춘다. 다시 원래의 정좌자세로 돌아오면서 숨을 내쉰다.

❹ 정좌자세에서 잠시 숨을 멈춘다. 이번에는 양팔을 어깨높이 정도로 들어 올려 좌측으로 밀듯이 펴면서 고개는 오른쪽으로 돌린다. 동작을 최대한 천천히 하면서 숨을 들이쉰다.

❺ 최대한 고개를 오른쪽으로 돌린 상태에서 잠시 숨을 멈춘다. 다시 원래의 정좌자세로 돌아오면서 숨을 내쉰다. 잠시 숨을 멈춘다.

❻ 이상의 동작을 3~5차례 반복한다. 수련을 할 때는 최대한 천천히 움직이고, 호흡도 동작에 맞춰서 하되 최대한 천천

히 한다.
❼ 동작이 모두 끝나면 고치법, 토납법, 수구법 및 인진법, 산보법 등으로 수련을 마친다.

- 이상의 방법은 춘분때와 비슷하다. 다만 춘분 때는 한쪽 다리를 약간 펴고 하는 점이 다르다.

효과 ❶ 가슴과 옆구리에 적체되어 있는 피로와 사독邪毒을 제거한다. 요통이 심해 허리를 구부리고 펴지 못하는 증세, 목이 건조함, 얼굴의 각질현상 및 탈색이나 푸르게 됨, 가슴의 팽만감, 구역질 및 설사, 두통, 듣지 못하는 증세, 볼거리, 간에 열이 남, 얼굴색이 푸르게 됨, 눈이 충혈되고 붓는 증세, 갈비뼈 아래의 통증, 배가 당기고 사지가 부어서 괴로움, 뼈가 약해지고 눈이 희미해지는 증세를 치유한다.
❷ 두 팔을 펴서 왼쪽 또는 오른쪽으로 밀면서 숨을 들이쉬면 수양명대장경(특히 상양혈)*과 수태음폐경(특히 소상혈)**의 사귐을 촉진시킨다.

● 상양혈商陽穴 : 둘째 손가락의 안쪽으로 손톱이 시작하는 곳에 위치한다. 두통, 편도선염, 정신이 혼미할 경우, 치통, 인후통, 귀가 안들릴 때, 손가락 마비, 기가 막혔을 때 등의 증세에 누르면 효과가 있다.

● 소상혈小商穴 : 엄지손가락의 안쪽의 손톱이 시작하는 곳에 위치한다. 폐렴 편도선염 해수 각혈 치질 폐결핵 등의 증상이 있을 때 누르면 효과가 있다.

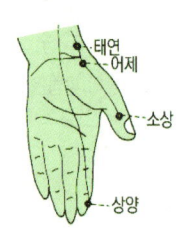

❸ 머리를 오른쪽으로 돌리면 수양명대장경의 운행이 손으로부터 머리로 행하는 것을 도와 오른쪽 영향혈*로 바로 통하게 하고, 왼쪽으로 돌리면 왼쪽 영향혈로 통하게 한다.

● 영향혈迎香穴 : 양쪽 콧부리의 바로 밑에 위치하는데, 오른쪽에 있는 것을 우영향혈, 왼쪽에 있는 것을 좌영향이라고 한다. 코피, 비염, 냄새를 못맡음, 안면신경마비, 코가 막힘, 담도膽道에 회충이 있을 때 누르면 효과가 있다.

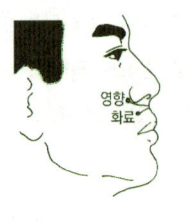

❹ 호흡을 하면서 폐와 대장에 적체된 나쁜 기운을 몰아내고 맑은 기운을 공급함으로써, 폐와 대장기능을 원활히 한다.

[20] 소설

소설의 개요 양력으로 11월 22일경이 소설小雪이고, 음력 10월의 중기이다(이에 대한 설명은, 10월의 절기인 입동편 참조).

『예기』의 월령편이나 『칠정산내편』의 역일편 기후 대목을 보면, "무지개가 걷혀서 나타나지 않고, 천기는 상승하고, 지기는 하강하여 서로 사귀지 않으니 겨울이 된다."고 하였다.

양의 기운이 점차 사라지고 음의 기운은 더욱 성해지니, 하늘에서 처음으로 눈이 내리고, 땅은 점차 얼어간다.

사람의 장기 중에서 신장과 방광은 감추는 역할을 하는데, 신장은 정기를 감추고 방광은 진액을 감춘다. 따라서 신장과 방광을 함께 단련하여 점점 드세지는 한사寒邪의 침범을 대비하고, 정기와 진액을 잘 간직하여, 건강한 삶을 영위하도록 해야 한다.

목적 6기 중 종기(6기)인 태양의 차가운 수기운이 도는 때로, 태양경 및 족궐음간경을 함께 단련함으로써, 한기를 대비해 온 몸에 고른 영양이 가도록 한다.

방법 ❶ 소설부터 대설 직전까지는 (대개 11/22~12/6일) 매일 축시(1~3시) 또는 인시(3~5시)에 정좌하여, 전신을 이완시키고 잡념을 배제한다.

❷ 왼손의 손가락을 오금의 사이에 찔러 넣어 새끼손가락이 족궐음간경의 곡천혈*에 닿도록 하고, 손바닥으로 대퇴부**를 지그시 눌러 상체를 지탱한다. 오른손으로는 왼팔의 팔꿈치 안쪽을 감싸쥔다.

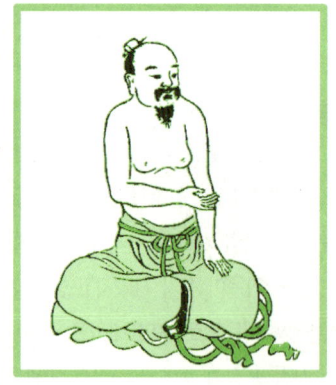

오른손으로 왼팔 팔꿈치 안쪽을 지그이 밖으로 밀고 왼팔은 이에 대응하는 힘을 주면서 숨을 들이쉰다.

❸ 잠시 숨을 멈췄다가, 천천히 힘을 빼면서 숨을 내쉰다. 잠시 숨을 멈춘다.

❹ 이상의 동작을 3~5차례 반복한 뒤, 팔을 바꿔서 같은 동작을 역시 3~5차례 반복한다.

- 양손으로 서로 힘을 주어 밀치고 당길 때, 양팔에 약간의 진동이 올 정도로 힘을 주어도 좋다.

- 곡천혈谷泉穴 : 무릎 안쪽의 움푹 들어간 곳에 위치한다. 간에 열이 있거나 방광 하초 등에 질환이 생겼을 때 눌러주면 효과가 있다.
- 대퇴부 : 족궐음 간경의 하나로, 무릎에서 4촌정도 위에 있는 음포혈陰包穴을 중심으로 누른다. 남자의 고환과 여자의 자궁질환을 치유하는데 효과가 있는 혈로, 우수 참조.

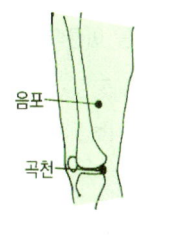

❺ 동작이 모두 끝나면 고치법, 토납법, 수구법 및 인진법, 산보법 등으로 수련을 마친다.

효과 ❶ 팔꿈치의 풍사風邪 또는 한사 및 열독을 제거한다. 여자의 아랫배가 붓거나 남자의 불알이 붓고 아픈 증세, 정액이 새고 불알에 울혈이 생기며 피가 맺히고 붓는 증세, 발이 붓고 장딴지에 울혈이 생기는 증세, 경기가 나거나 근육이 위축되는 증세, 갈빗대 아래에 피가 맺힘, 잘 두려워하며, 가슴이 헐떡거리는 등의 증세를 치유한다.

❷ 왼손으로 무릎 위를 지그시 누르면, 자연히 엄지손가락으로 족소음신경의 음곡혈(107쪽 참조)에 닿게 된다. 또 오른손으로 무릎 위를 지그시 누르고 왼손으로 오른손의 팔굽 안쪽

을 밀면 수태양소장경의 소택혈*이 수태음폐경의 척택혈**에 닿게 된다. 따라서 족소음신경과 수태음폐경의 단련과 조화를 이룬다.

> ● 소택혈少澤穴 : 소장경을 윤택하게 한다는 뜻으로, 새끼손가락의 바깥쪽으로 손톱이 시작하려는 곳에 위치한다. 편도선 등 입안의 염증과 귀가 잘 안들릴 때 누르면 효과가 있다.

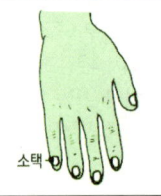

> ● 척택혈尺澤穴 : 팔을 구부렸을 때 팔굽의 안쪽의 윗자리에 위치한다. 폐렴, 기관지염, 천식, 코피, 각혈, 어깨나 등의 통증, 흉막염, 수족마비, 소아경풍, 구토 등의 증세가 있을 때 누르면 효과가 있다.

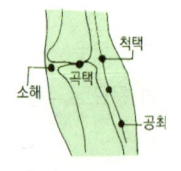

❸ 두 손을 서로 밀고 당기면서 숨을 쉬면 어깨 팔 무릎 등이 동시에 운동됨은 물론, 온 몸의 근육과 뼈가 조화를 이루며 단련된다. 특히 신장과 심장의 격막 사이에 기운의 소통을 원활히 해서 정력을 증강시키고 피의 순환을 잘 되게 한다.

[21] 대설(11월절)

대설의 개요 양력으로 12월 7일경이 대설大雪이고, 음력 11월의 절기이다. 음력 11월을 겨울의 중간이라는 뜻에서 중동仲冬이라 하며, 대설과 동지의 두 절기가 이에 속한다. 겨울의 수 기운을 맞이한다는 뜻에서, 검은색 옷과 치장을 하며, 10월과 마찬가지로 기장밥과 돼지고기를 함께 먹어 양생을 한다.

『예기』의 월령편이나 『칠정산내편』의 역일편 기후 대목을 보면, "물이나 흙이 더욱 단단하게 얼고, 할단새가 울음을 멈추며, 호랑이가 교미를 시작한다."고 하였다. 천지의 소리는 우성이며, 율은 황종이고, 맛은 짜고, 냄새는 썩은내가 난다.

수기는 안으로 감추는 기운이므로, 창고를 열지 않는 등 더욱더 갈무리에 힘쓴다. 만약 감추는 것을 느슨하게 하면, 땅이 때가 아직 안되었는데도 열리는 것과 같아서, 안에 숨어있던 벌레가 죽고, 백성들은 전염병에 걸려 많이 죽는다.

『예기』의 월령에도 "중동에 여름의 정령을 행하면, 가뭄이 들고, 안개가 끼어 낮에도 어둡게 되며, 때아닌 우레소리가 날 것이다. 가을의 정령을 행하면, 눈비가 섞여 내려서 다음해에 오이 참외 등이 열리지 않을 것이며, 큰 병란이 발생한다. 봄의 정령을 행하면, 메뚜기가 농사를 망칠 것이고, 샘물이 모두 고갈될 것이며, 피부병이 만연할 것이다."고 했다.

목적 6기 중 종기(6기)인 태양의 차가운 수기운이 도는 때로, 태양경 및 족소음신경을 함께 단련하여, 방광과 신장의 기능을 강화시키고 아울러 오장육부와 근골을 길러주는 등 더욱 드세진 한기에 조화롭게 대비한다.

방법 ❶ 대설부터 동지 직전까지는 (대개 12/7~21일) 매일 자시 (23~1시) 또는 축시(1~3시)에 정좌하여, 전신을 이완시키고 잡념을 배제한다.

❷ 어깨 넓이만큼 양발을 벌리고 서서 두 손을 앞으로 모은다. 왼쪽 발을 앞으로 내밀면서 오른쪽으로 뻗어서 왼쪽다리의 무릎안쪽이 오른발의 무릎에 닿아 엇갈리도록 한다. 동시에 숨을 들이쉬고, 양쪽 팔을 좌우로 벌려서 마치 손바닥으로 물건을 밀듯이 한다. 그림과 같이 손끝이 위로 가고 손목이 아래로 가게 한다.

❸ 양팔을 최대한 벌린 상태에서 잠시 숨을 멈춘다. 이어 발과 팔을 제자리로 돌아오게 하면서 숨을 내쉰다.

❹ 어깨 넓이만큼 양발을 벌리고 두 손을 앞으로 모은 상태에서 잠시 숨을 멈춘다. 오른쪽 발을 앞으로 내밀면서 왼쪽으

로 뻗어서 오른쪽 다리의 무릎안쪽이 왼발의 무릎에 닿도록 한다. 동시에 숨을 들이쉬고, 양쪽 팔을 좌우로 벌려서 마치 손바닥으로 물건을 밀듯이 한다.

❺ 양팔을 최대한 벌린 상태에서 잠시 숨을 멈춘다. 이어 발과 팔을 제자리로 돌아오게 하면서 숨을 내쉰다.

❻ 이상의 동작을 5~7차례 반복한다.

❼ 동작이 모두 끝나면 고치법, 토납법, 수구법 및 인진법, 산보법 등으로 수련을 마친다.

효과 ❶ 발과 무릎의 풍사와 습사로 인한 독기를 제거한다. 입안에 열이 나고, 혀가 건조하며, 상기上氣로 인해 목이 마르고 부으며, 심장에 통증이 생기는 증세를 호전시킨다. 또한 황달, 대변에 피가 섞여 나옴, 음낭에 땀이 차고 습진이 생김, 배고파도 먹기가 싫어져서 얼굴이 검은색이 됨, 해수기침, 피가 섞인 가래, 눈이 보이지 않음, 심장이 자주 놀라고

뜀, 또는 원망과 두려움이 많음 등의 증세를 치유한다.
❷ 족소음신경의 음곡혈과 족태양방광경의 <u>위중혈 및 위양혈</u>*
등을 동시에 단련하여 허리 및 하체의 기능을 강화한다.

> ● 위양혈委陽穴 : 방광경의 기운을 무릎의 오금에서 축적한다는 뜻의 혈로, 오금의 한가운데에 위치한다. 허리 무릎 장딴지 방광 등에 통증이 있을 때 누르면 효과가 있다.
>
>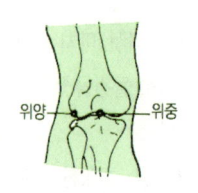
> 위양 ── 위중
>
> ● 위중혈委中穴 : 위양혈보다 약간 바깥쪽에 위치하며, 하는 일과 효과가 비슷하다.

[22] 동지

동지의 개요 양력으로 12월 22일경이 동지冬至이고, 음력 11월의 중기이다(이에 대한 설명은, 11월의 절기인 대설편 참조).

『예기』의 월령편이나 『칠정산내편』의 역일편 기후 대목을 보면, "지렁이가 교결交結*하며, 사슴의 뿔이 빠지고, 말랐던 샘물이 얼음속에서 점차 솟는다."고 하였다.

- 교결交結 : 지렁이는 암수 한몸이며, 이 때를 빌어 땅속으로 깊이 들어간다.

동지는 1년중 해가 가장 짧은 날이다. 음이 극도로 성한 때이지만, 양이 서서히 고개를 드는 때이기도 하다. 음양이 서로 다투는 까닭에 만물의 내부에서 생명의 힘이 움직이기 시작한다(음에 의해 밀렸던 양의 기운이 서서히 힘을 발하기 시작한다).

따라서 막 자라기 시작하는 양의 기운을 돌보기 위해, 목욕재계하고 몸을 근신하여 집밖을 나서지 않으며 몸과 마음을 편안히 가진다. 색욕 등 감정을 자극하는 모든 일을 삼가하며, 자신을 동요시키는 일은 물론 다른 물건을 동요시키는 일도 삼간다. 만약 이 때 망령되이 행동한다면 신장이 허해져서 1년의 건강이 좋지 않게 된다.

목적 6기 중 종기(6기)인 태양의 차가운 수기운이 도는 때로, 태양경 및 족소음신경을 함께 단련하여, 양기의 소생으로 인해 방광과 신장의 기능이 상하지 않도록 예방한다.

방법 ❶ 동지부터 소한 직전까지는 (대개 12/22~1/5일) 매일 자시(23~1시) 또는 축시(1~3시)에 정좌하여, 전신을 이완시키고 잡념을 배제시킨다.

❷ 바닥에 양다리를 주욱 펴고 앉아서, 양손을 주먹 쥐고 손등이 위로 향하게 하여 무릎의 바깥쪽 윗부분에 댄다.

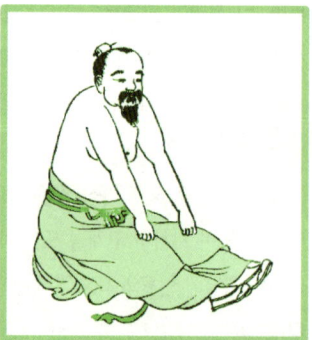

❸ 천천히 숨을 들이 쉬면서, 양팔은 천천히 힘을 주어 무릎을 누르고, 다리는 무릎을 구부려 위로 올리려고 힘을 준다. 이 때 될 수 있으면 발가락을 자신의 몸쪽으로 당기고, 발꿈치는 밖으로 밀어내려고 노력한다. 이런 자세가 되면 자연히 회음혈이 오므려지게 된다.

❹ 무릎은 올리려고 하고 주먹쥔 손은 무릎을 못 올라오게 누르는 식으로 두 힘이 서로 부딪히면, 다리와 팔이 조금 떨

리게 된다. 이 상태에서 잠시 숨을 멈춘다.

다리를 주욱 편 원래의 상태로 돌아가면서 무릎과 팔의 힘을 서서히 뺀다. 동시에 숨을 천천히 내쉰다. 다 내쉰 상태에서 잠시 숨을 멈춘다.

❺ 이와 같은 동작을 3~5차례 반복한다.
❻ 동작이 모두 끝나면 고치법, 토납법, 수구법 및 인진법, 산보법 등으로 수련을 마친다.

효과 ❶ 손과 발에 딸린 경락에 한사와 습사의 침범을 막는다. 척추와 허벅지의 통증, 눕기를 좋아함, 발바닥에 열이 남, 배꼽의 통증, 왼쪽 옆구리 아래 통증, 등허리 어깨 장딴지 등의 통증, 허리가 차고 가슴의 팽만감, 배가 아픔, 대변보기가 어려움, 배와 목 등이 붓고 해수기침이 남, 배꼽 아래의 기운이 역류하는 통증, 설사 이질, 사지가 말을 안들음 등의 증세를 치유한다.

❷ 숨을 들이쉴 때의 동작에 의해 귀의 밑뿌리와 목 등이 강화되고, 아울러 신장과 허리가 강화된다. 손으로는 누르고 무릎은 올리려고 하는 과정에서 족태양방광경과 족소음신경 및 수태양소장경이 동시에 수련이 된다.

❸ 숨을 내쉴 때의 동작에 의해 내기內氣가 강화되어 경맥의 순환을 원활히 하고, 임맥과 독맥의 운행능력을 길러준다.

아울러 손과 발에 딸린 경맥 및 관절을 강화시켜, 위에 언급한 여러 증상을 예방하고 치유한다.

[23] 소한(12월절)

소한의 개요 양력으로 1월 6일경이 소한小寒이고, 음력 12월의 절기이다. 음력 12월을 겨울의 끝이라는 뜻에서 계동季冬이라고 하며, 소한과 대한의 두 절기가 이에 속한다. 역시 겨울의 수기운을 맞아들이기 위해, 검은옷과 치장을 하고, 기장밥과 돼지고기를 함께 먹어 양생을 한다.

『예기』의 월령편이나 『칠정산내편』의 역일편 기후 대목을 보면, "기러기가 북으로 사라지고, 까치가 둥지를 치기 시작하며, 꿩이 암컷을 찾아 운다."고 하였다.

하늘의 소리는 우성이고, 율은 대려이며, 맛은 짜고, 냄새는 썩은내가 난다.

비록 한기를 막기 위해 물건을 잘 감추고 활동을 제약하는 행사를 하나, 겨울 들어 처음으로 물고기를 잡게 하며, 오곡의 종자 중 질이 좋은 것을 고르고, 농사짓는 관리에게 내년의 농사일정을 세우게 하며, 농기구를 정비하는 등 봄의 준비를 한다. 동지에서 발생하기 시작한 양의 기운이 추위 속에서도 차츰 자라는 까닭에 1년의 일정을 짜며 봄을 기다리는 것이다.

『예기』의 월령편에도 "늦겨울에 가을의 정령을 행하면, 이

슬이 너무 일찍 내리고, 껍질이 있는 벌레가 일찍 준동하며, 변방에 외적이 침범한다. 봄의 정령을 행하면, 사람 또는 가축이 태어나지도 못한 채 죽는 일이 발생하고, 고질병이 만연하므로 이 두 가지 재해를 자연에 역행한다고 말한다. 여름의 정령을 행하면, 비가 많이 내려 수해로 인한 피해가 발생하고, 눈이 내려야 하는데도 내리지 않으며, 얼음이 녹아 없어진다."고 했다.

목적 6기 중 아직도 종기(6기)인 태양의 차가운 수水기운이 도는 때로, 태양경(수태양소장경과 족태양방광경) 및 족태음비경을 함께 단련함으로써, 아직 연약한 양기를 보살피고 몸에 영양이 고루 가게 한다.

방법 ❶ 소한부터 대한 직전까지는 (대개 1/6~20일) 매일 자시(23~1시) 또는 축시(1~3시)에 정좌하여, 전신을 이완시키고 잡념을 배제한다.

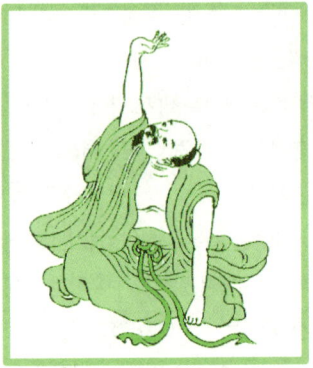

❷ 왼손으로 오른발을 잡되, 엄지로는 오른

발 안쪽의 조해혈*을 눌러잡고 나머지 네손가락으로는 오른발 발등을 감싸 잡는다(그러면 족태음비경의 상구혈**을 비롯해 족태양방광경의 신맥혈*** 등이 자극된다). 천천히 숨을 들이쉬면서 오른팔을 머리위로 들어올리는데, 손바닥이 위로 가게 하여 마치 물건을 손바닥으로 받치듯이 해서 밀어 올린다.

● 조해혈照海穴 : 안쪽 복숭아뼈 바로 밑의 우묵 들어간 곳인데, 그 바로 밑에는 발의 연골이 있다. 족소음신경의 하나로, 이 경락에 이상이 있을 때 안 좋은 기운이 모이는 곳이기도 하다. 일반적인 부인병(특히 생리불순)과, 인후가 붓고 아플 때, 편도선염, 자궁이 아래로 처진 증세, 불면 및 발의 관절에 통증이 있을 때 눌러주면 효과가 있다.

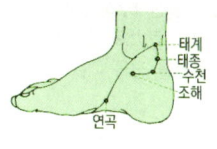

● 상구혈商丘穴 : 흉막염 폐결핵 등 폐장과 비장이 동시에 관련된 병에 눌러주면 효과가 있는 혈로, 안쪽 복숭아뼈 약간 아랫쪽에 위치한다.

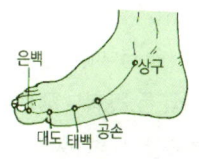

> ● 신맥혈申脈穴 : 바깥 복숭아뼈의 아랫쪽에 위치한 혈로, 양교맥과 연결된다. 두통 후두통 신경성두통 목의 통증 견배통 등의 증세에 누르면 효과가 있다.

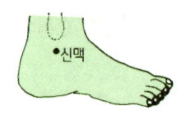

❸ 손이 최대한 올라간 상태에서 잠시 숨을 멈춘다. 다시 숨을 천천히 내쉬면서 서서히 팔을 내려 원래의 정좌자세로 돌아온다. 잠시 숨을 멈춘다.

❹ 왼손과 오른손의 역할을 바꿔서 위의 동작을 한다.

– 완전가부좌일 때는 상관 없지만, 반가부좌 일 때는 왼손으로 오른발을 잡을 때는 오른발이 위로가게 앉고, 오른손으로 왼발을 잡을 때는 왼발이 위로 가게 앉는다.

❺ 이상의 동작을 3~5차례 반복한다.

❻ 동작이 모두 끝나면 고치법, 토납법, 수구법 및 인진법, 산보법 등으로 수련을 마친다.

효과 ❶ 경락에 기운이 적체되어 맺힌 것을 풀어준다. 구토, 위의 통증, 복부 팽만감, 딸꾹질, 자주 탄식하고 무력함, 소화불량, 심장이 자주 뛰고 급한 통증, 당뇨, 황달, 대소변 보기가 어려움 등의 증세를 치유한다.

❷ 손을 위로 밀어 올리면서 숨을 들이쉬면, 아래 또는 오장의

안에 있는 기운이 위로 올라가, 위 또는 오장 밖에 있는 경맥의 순환을 원활해진다.
❸ 또 손을 내리면서 숨을 내쉬면 위 또는 밖에 있는 기운이 아래 또는 안으로 들어가고, 특히 신장의 기능이 강화된다. 수태양소장경과 족태양방광경 및 족태음비경의 기운 소통이 잘 되어, 오장육부의 신진대사가 원활해지고 기운이 고루 운행하므로 허와 실에 의한 병을 예방하고 치유할 수 있다.

[24] 대한

대한의 개요 양력으로 1월 21일경이 대한大寒이고, 음력 12월의 중기이다(이에 대한 설명, 12월의 절기인 소한편 참조).

『예기』의 월령편이나 『칠정산내편』의 역일편 기후 대목을 보면, "닭이 알을 낳고, 나는 새는 높고 빠르며, 특히 매나 소리개 같은 맹금류는 몹시 사나워지고, 못물이 단단하게 언다."고 하였다.

목적 6기 중 초기인 궐음의 소생시키려는 바람기운이 도는 때로, 궐음경 및 족태음비경을 단련하여, 이제 막 일어나기 시작한 소생의 기운을 보살피고 체질을 증강시킨다.

방법 ❶ 대한부터 입춘 직전까지는 (대개 1/21~2/3일) 매일 자시(23~1시) 또는 축시(1~3시)에 정좌하여, 전신을 이완시키고 잡념을 배제한다.

❷ 무릎을 꿇고 앉은 다음, 양손을 뒤로 해서 손바닥으로 지면을 짚는다. 이 때 상체는 팔에 의지해서 약간 뒤로 젖힌 상태를 유지한다.

먼저 왼쪽발을 몸앞으로 주욱 뻗으면서 숨을 들이쉰다. 발가락 끝은 위로 향하게 하여 몸쪽으로 당기고 발꿈치는 밖으로 내민다.

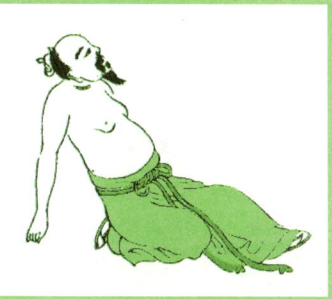

❸ 발을 최대한 앞으로 뻗은 상태에서 잠시 숨을 멈춘다. 이어서 발을 본래의 무릎꿇은 상태로 돌아오게 하면서 숨을 내쉰다. 이 때 발가락끝이 바닥을 향하도록 하고 발꿈치는 몸쪽으로 당긴다. 먼저의 무릎을 꿇고 팔을 뒤로 젖힌 상태로 돌아오면 잠시 숨을 멈춘다.

❹ 왼발과 오른발의 역할을 바꾸어서 같은 요령으로 위의 동작을 한다.

❺ 이상의 동작을 3~5차례 반복한다.

❻ 동작이 모두 끝나면 고치법, 토납법, 수구법 및 인진법, 산보법 등으로 수련을 마친다.

효과 ❶ 경락에 쌓여있는 막힌 기운을 제거한다. 혓뿌리의 강한 통증, 몸을 움직이지 못하거나 똑바로 누워서 장딴지를 세우지 못함, 무릎이 붓고 발등의 통증, 복부 팽만감, 배의 이상으로 인한 꾸루룩 소리, 설사, 발이 구부러지지 않음, 아홉 구멍(九竅)*이 통하지 않음, 장딴지가 붓고 물이 차는 등의 증세를 치유한다.

- 아홉 구멍(九竅) : 눈(2) 코(2) 귀(2) 배꼽(1) 요도(생식기1) 항문(1)의 9구멍을 말한다. 여자는 생식기 안에 구멍이 하나 더 있어서 10개가 된다.

❷ 팔을 몸 뒤로 해서 바닥을 힘써 짚으면 수궐음심포락경이 강화된다. 또 발을 앞으로 뻗었다 굽혔다 하면 족궐음간경과 족태음비경이 동시에 단련된다.

❸ 신장은 인체 양기의 근본으로, 음에 속한 정기를 잘 보존하여 다른 장부를 보양해 윤택하게 한다. 신체가 허약하거나 연로한 사람이 신경과 방광경을 잘 단련하면, 음양의 조화를 이룰 수 있어서 체질을 강화하고, 신장이 양 또는 음으로 편중되어 강해지거나 쇠약해지는 것을 막을 수 있다.

[25] 3 6 9 12월

❈ 비장이 네 계월에 왕성하다는 이론

비장은 중앙토에 속하고, 네 계절의 끝달(3,6,9,12월)에 왕성한데, 특히 여름의 끝달인 6월에 왕성하다. 중지곤괘의 기운을 띠었으며 토의 정수이다. '비脾'는 돕는다는 뜻이다. 위장의 기운을 돕고, 심장 아래의 3촌이 되는 곳에 위치한다. 비장은 심장의 자식이고 폐의 어미라고 한다. 밖으로는 <u>미관</u>*으로 통하고, 꾀함을 제약하고 변별하는 뜻이 다 비장의 일이다. 입이 그 사는 터가 되니, 비장의 신神은 질투가 많다. 비장이 일정한 형체가 없고 질투 역시 많은 것은, 토의 음한 성질 때문이다.

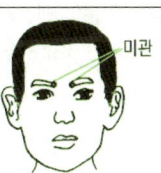

● 미관眉關 : 족태양 방광경의 하나로 눈썹의 안쪽 끝에 있다.

여인네가 질투가 많은 것은 음기를 많이 받았기 때문이므로, 잘 익힌 연한 음식과 열이 나는 식품을 먹는 것이 몸을 온전하게 하는 방법이다. 그러므로 비장을 오곡의 지도리라 하고, 입으로 통하는 구멍이 나있으며, 비장의 상태는 뺨에 나타나고, 맥은 은백혈*에 나타난다.

> ● 은백혈隱白穴 : 엄지발가락 안쪽 발톱의 시작부분에 있으며, 비장을 도와주고 따뜻하게 하며 심신을 맑고 편안하게 한다. 비장이나 무릎 등이 붓고 열이 나며, 정신이 불안하고 잠이 안올 때 눌러주면 효과가 있다. 특히 여성은 생리불순으로 출혈이 많을때 눌러주면 좋다.

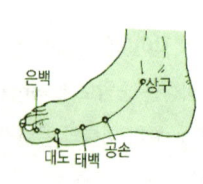

곡식의 기운이 비장으로 들어가 진액이 되고, 침이 되어 나온다. 신장의 좋지 못한 기운이 비장으로 들어가면 침이 많아진다. 위는 비장에 대응하는 부腑이므로, 오곡의 곳간이다. 입은 비장의 기운이 연결되어 나오는 곳으로, 비장의 기운이 잘 통하면 입이 오곡의 맛을 잘 알고, 비장이 병들어 있으면 음식 맛을 모른다. 비장은 살과도 관련이 있는데, 가장 잘 나타나는 곳이 입술이다. 입술이 마르고 초췌한 사람은 비장이 죽어가는 증거이다.

비장은 중앙에 해당하고, 소리는 궁성이며, 색은 누런색이고, 맛은 단맛이며, 냄새는 향기롭다. 심장의 좋지 않은 기운이 비장으로 들어가면, 입에서 악취가 난다. 비장은 곡식을 소화시키는 곳으로, 비장이 작용하지 않으면 소화를 시킬 수가 없다. 비장의 신神은 음악을 좋아하므로, 음악을 들으면 비장이 잘 활동한다. 다른 장기들이 조화를 이루지 못하면 비장이 상하고, 비장이 조화롭지 못하면 다른 장기가 상한다. 다른 장기가 모두 상하면 병세가 위급하게 되는 것이다.

잘 먹지 못하는 사람은 비장 안에 소화시키지 못한 음식이 있기 때문이고, 음식을 탐하는 사람은 비장이 튼튼한 사람이다. 식사를 하지 않았는데도 음식을 좋아하지 않는 사람은 비장이 허약해졌기 때문이고, 의심이 많은 사람은 비장이 불안하기 때문이며, 얼굴색이 파리한 사람은 비장이 상했기 때문이다. 단 것을 좋아하는 사람은 비장의 기능이 떨어졌기 때문이고, 살이 곱고 희며 기름진 사람은 비장에 병이 없기 때문이다.

폐의 좋지 않은 기운이 비장으로 들어가면 흥얼거리기를 많이 한다. 그러므로 비장에 병이 있으면 '호呼'자의 토납법을 써서 치유해야 한다. 비장에 열이 있어도 역시 '호呼'자의 토납법을 써서 몰아내야 한다. 매 계절의 끝 18일 동안은, 생각을 적게 하고, 겸손으로 사람을 응대하며, 이익이나 물건 때문에 다투지 말며, 너무 열심히 하는 것도 삼가고, 유순하고 조화롭게 하는 것이 곤坤의 덕에 부합되는 것이고, 그 몸을 온전히 하는 방법이다. 이를 거스르면 비장과 신장이 좋지 않은 기운의 침범을 받아 병이 생긴다.

❀ 육기로 비장을 치유하는 법

비장을 치유하는 토납법은 '호'자의 토납법이다. 코로 천천히 숨을 들이쉬고, '호'자를 속으로 생각하며 입으로 내쉰다. 만약에 비장에 병이 있다면 크게 입을 벌려 '호'자를 만들며 30번을 하고, 이어 작게 입을 벌려 '호'자를 만들며 10번을 한다.

이렇게 하면 냉기를 제거하고 열이 생기게 함으로써, 설사를 하거나 묵은 쳇증 편두통 마비증세 및 배 안에 단단하게 뭉친 증세 등을 치유한다. 몇 번을 '호'자의 토납법을 해도 병이 치유되지 않으면 그만 두어야 한다. 과도하게 하면 비장의 기운이 오히려 손실되기 때문이다.

제 2부 / 부록

제 1장. 오장론五臟論

오장은 병을 받아들이는 곳이므로, 오장을 살핌으로써 무슨 병인지를 판단할 수 있다. 따라서 오장의 증세를 잘 살펴보면 병을 일찍 깨달아 고칠 수가 있다.

【1】 심장心臟

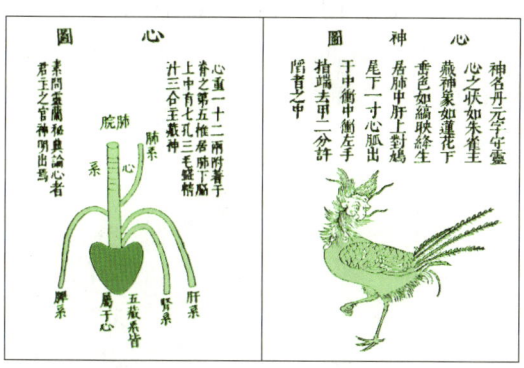

> – 심장의 형태는 아직 개화되기 전의 연꽃과 같고, 7개의 구멍과 3개의 털이 있으며, 척추의 다섯번째 뼈에 해당하는 높이에 있고, 모든 장기가 심장과 연결되어 있다.

오행중에 화火에 속하고, 여름의 음력 4월과 5월에 활동이 왕성하며, 색은 붉은 색이고, 쓴맛이 심장을 보양하는 맛이다. 바깥으로는 혀에 연결되는데, 혀에서 나오는 액체를 땀이라고 한다. 칠정으로는 근심과 즐거움이고, 몸에 있어서는 피와 맥脈을 다스린다.

감추어 간직하는 것은 정신이고, 싫어하는 것은 열이니, 얼굴에 붉은 색을 띤 사람은 심장에 열이 있는 것이다. 쓴 음식을 좋아하는 사람은 심장에 문제가 있는 것이고, 신경이 쇠약하고 건망증이 있는 사람은 심장이 허한 것이다.

심장에 병이 있는 사람은 혀가 마르고 몹시 쓰며, 곡식의 맛을 알지 못하고, 이유없이 신열이 나고 조급하며, 입병이 생겨서 냄새를 풍기고, 손바닥과 발바닥에 열이 난다.

【2】 간장 肝臟

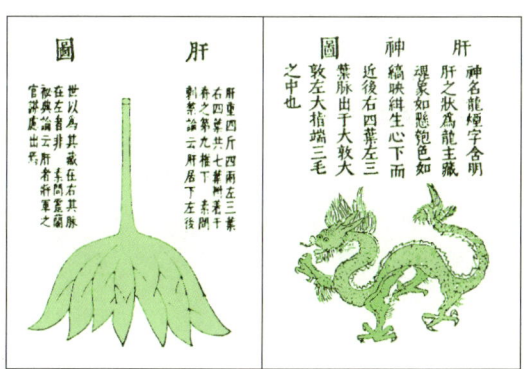

— 매달린 박처럼 생겼고, 7개의 잎새같은 것이 왼쪽에 3개 오른쪽에 4개가 있다. 척추의 9번째 뼈에 해당하는 높이로 등의 한 가운데에 있다.

오행중 목에 속하고, 봄의 음력 1월과 2월에 그 활동이 왕성하며, 색은 푸른 색이고, 신맛이 간장을 보양하는 맛이다. 바깥으로는 눈에 연결되는데, 그 나오는 액체를 눈물이라고 한다. 칠정으로는 분노이고, 몸에 있어서는 힘줄과 손톱을 다스린다.

다스려 통어하는 것은 피이고, 감추어 간직하는 것은 혼魂이며, 싫어하는 것은 바람이다. 따라서 간에 병이 있는 사람은 눈에 눈꼽이 끼고, 양 눈초리에 붉은 종기가 생기며, 찬 눈물이 흐르고, 눈 아래가 푸른색을 띠고 경련을 일으키며, 정신없이 잠이 들고, 마치 체포되어 갈 사람같이 잘 두려워한다.

얼굴색이 푸른빛을 띤 사람은 간이 너무 성해진 것이고, 신 음식 먹기를 좋아하는 사람은 간에 문제가 생긴 것이다. 겁을 많이 내는 사람은 간이 허한 것이고, 화를 많이 내는 사람은 간이 너무 실實한 것이다.

【3】 비장脾臟

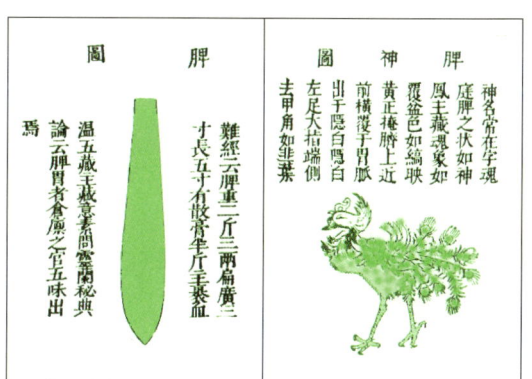

- 낫의 날과 같이 생겼으며 위胃에 붙어있다. 연동작용과 소화액으로 위 안에 있는 음식물을 소화시킨다.

오행으로는 토土에 속하고, 각 계절의 마지막 달인 4계월(음력 3월, 6월, 9월, 12월)에 그 활동이 왕성하며, 색은 누렇고, 단맛이 비장을 보양하는 맛이다. 바깥으로는 입에 연결되는데, 그 나오는 액체를 침이라고 한다. 칠정으로는 생각이고, 몸에 있어서는 살을 다스린다.

감추어 간직하는 것은 뜻이며, 싫어하는 것은 습기이다. 따라서 얼굴이 누런 사람은 비장이 약한 사람이고, 단 음식을 좋아하는 사람은 비장에 문제가 생긴 것이다. 비장에 병이 생기면 입맛이 담담해져서 음식 먹을 생각이 없어지고, 침이 적어지며 살에 기운이 빠져 파리해진다.

【4】 폐장肺臟

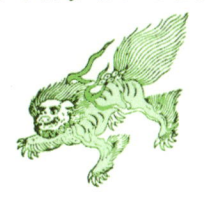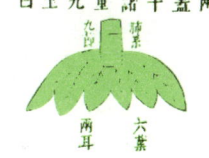

- 경쇠(磬)가 매달린 것같이 생겼고, 6개의 잎새에 2개의 귀가 달려 모두 8개의 잎새이다. 위에는 기관이 있어 목구멍과 통해 있다. 척추의 3번째 뼈와 같은 높이에 있으며, 오장 중에 제일 위에 붙어 있어서 오장을 양산처럼 덮고 있다.

오행중에 금에 속하고, 가을의 음력 7월과 8월에 활동이 왕성하며, 색은 흰 색이고, 매운맛이 폐장을 보양하는 맛이다. 바깥으로 코에 연결되는데, 그 나오는 액체를 콧물이라고 한다. 칠정으로는 기쁨이고, 몸에 있어서는 살갗과 털을 다스린다. 통어해 다스리는 것은 기氣이고, 감추어 간직하는 것은 백魄

이며, 싫어하는 것은 차가움이다. 따라서 얼굴색이 담백해서 핏기가 없는 사람은 폐장이 약해진 것이고, 오른쪽 뺨이 붉은 사람은 폐장에 열이 있는 사람이다. 숨이 짧은 사람은 폐장이 허한 것이고, 배반을 하고 추위를 두려워하는 사람은 폐장에 좋지 못한 기운이 있는 것이다.

폐에 병이 있으면 해수기침을 하는 등 기운이 역류하고, 코가 막혀 냄새를 맡지 못하며, 맑은 콧물이 많이 흐르고, 피부가 건조해져 부스럼이 생긴다.

【5】 신장腎臟

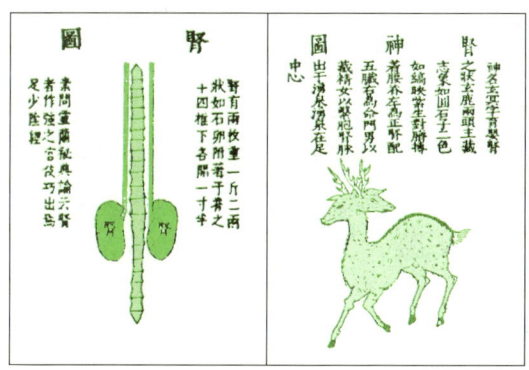

- 작두콩 같이 생긴 것 두개가, 하나는 왼쪽에 있고 하나는 오른쪽에 있다. 그 가운데에 있는 것이 명문命門이니, 남자는 정액을 저장하는 곳이고, 여자는 태보(胞)와 연결되어 있다. 척추의 아래쪽인 14번째 뼈의 높이에 위치하고, 배꼽의 반대쪽 허리에 붙어있다.

오행으로는 수에 속하고, 겨울의 음력 10월과 11월에 활동이 왕성하며, 색은 검은 색이고, 짠맛이 신장을 보양하는 맛이다. 바깥으로 귀에 연결되는데 그 나오는 액체를 '진타'라고 한다. 칠정로는 욕심이고, 몸에 있어서는 뼈와 치아를 다스린다.

감추어 간직하는 것은 정精이며, 싫어하는 것은 건조함이다. 따라서 얼굴색이 검고 파리한 사람은 신장이 고갈된 것이고, 이빨이 흔들리고 통증이 있는 사람은 신장에 염증이 있는 것이다. 귀가 들리지 않거나 이명이 있는 사람은 신장이 허虛한 것이고, 눈의 검은 동자가 혼미한 사람은 신장의 기능이 이지러진 것이며, 남녀간의 일이 위축되거나 양물이 일어서지 않는 사람은 신장이 약한 것이다.

 신장에 병이 있으면 아래 허리, 즉 신장이 있는 부위에 통증이 있고, 무릎이 냉해지고 다리에 통증이 있으며, 혹 저리고 오그라드는 것 같은 현상이 일어나며, 체중이 오락가락하고, 뼈가 시리게 되며, 배꼽아래에 바람이 드는 것 같이 통증이 있으며, 허리가 구부러져서 펴기 어렵게 된다.

제 2장. 팔단금좌공법八段錦坐功法

동짓날(갑자일) 한밤중 자시에 처음으로 수련을 시작하며, 입을 열지 않고 오로지 코로 맑은 기운을 미미하게 방출한다. 자시 이후부터 오전 사이에 8단계의 수련을 각기 한 차례씩 행하고, 낮과 밤으로 한차례씩 해서 하루에 모두 3차례를 행한다. 이렇게 하루에 3차례씩 수련을 해서 시일이 지나면, 질병이 없어질 뿐 아니라, 몸이 가벼워지고 힘이 세어진 것을 스스로 느낄 수 있을 것이다.

- 수련은 자시 또는 오시 등 시간에 구속되지 말고, 하루 중에서 마음이 한가롭고 그쳐 있는 때에 해도 상관없다.
- 팔단금좌공법은 '8단계로 이루어진, 앉아서 하는 비단같이 귀한 수련법'이라는 뜻으로, 대학자이신 퇴계 이황선생께서도 평생의 양생법으로 닦아 오신 수련법이기도 하다(퇴계선생은 '활인심活人心'이라는 제목으로 여러 건강법을 기술하시고, 특히 팔단금좌공법은 손수 그림까지 그려서 설명하셨다). 퇴계선생은 당시로는 드물게 장수하시고, 말년까지 제자들을 정력적으로 양성하셨는데, 아마도 평소의 건강법으로 이러한 양생법을 쓰신 데 있지 않나 생각된다.

또 팔단금좌공법을 성실하게 수련하면 선도의 경지에 이르게 될 것이다. 이러한 방법은 예로부터 성현이 서로 전한 방법이니, 요즈음 성행하고 있는 12단금방문법*과는 비교가 안된다.

- * 12단금방문법十二段錦旁門法
- ① 고치叩齒 36차례 ② 건세면乾洗面
- ③ 명천고鳴天鼓 24차례 ④ 호고虎顧
- ⑤ 운고황運膏肓 36차례 ⑥ 탁천托天 24차례
- ⑦ 개궁開弓 24차례 ⑧ 전녹로轉轆轤 24차례
- ⑨ 찰내신擦內腎 36차례 ⑩ 찰하단전擦下丹田 36차례
- ⑪ 운미려運尾閭 24차례 ⑫ 찰용천擦湧泉 36차례

단련을 할 때에 한 가지라도 신중하게 하지 않으면 큰 병마가 따르게 될 것이니, 만약 새로운 것이라 해서 빨리 숙달시키려고 하면 도리어 해를 입을 수 있다.

팔단금좌공팔법은
① 고치집신 ② 미요천주 ③ 적룡교해 ④ 마운신당
⑤ 단관녹로 ⑥ 쌍관녹로 ⑦ 예수안정 ⑧ 수족구반
등의 8가지 방법이다.
이상의 8가지 방법을 항상 행하면 보다 건강하고 즐거운 삶을 살 수 있을 것이다.

제1도 고치집신 좌공법

- '고치'에는 두가지 방법이 있다. 하나는 어금니를 지긋이 물듯이 부딪치는 방법이다. 다른 방법은 엄지손가락을 뺀 나머지 네 손가락을 모아서 그 안쪽으로 잇몸과 이를 두드리는 방법이다. 이렇게 하면 잇몸과 침샘, 나아가서는 인체의 모든 뼈를 강화하고 아울러 장부를 깨끗이 청소하는 효과를 얻을 수 있다.
- 첫번째 방법은 주로 수인手印을 하고 앉아있을 때, 즉 손을 쓰면 정신이 산만해질 때 쓰는 방법이고, 두번째 방법은 언제나 부담없이 할 수 있는 동작으로, 많은 침을 낼 수가 있어서 보다 효과적이다. '집신'은 정신을 집중하는 것이다.

'고치집신'을 할 때는 먼저 눈을 내리깔고 명심*을 하며 가부좌를 틀고 앉아 악고握固**를 하면서 마음을 가라앉힌다. 이렇게 한 다음에 고치를 36차례하고 집신에 들어간다.

- 명심冥心 : 눈을 감고 정신을 집중해서 마음의 눈으로 보는 것을 말한다.
- '악고'에 대해서는 분명한 뜻이 밝혀지지 않아 여러 가지 이론이 있다. 가부좌를 할 때 주먹을 살며시 쥐고, 오른쪽 발꿈치로는 불알과 항문 사이를 누르게 해서, 정기가 누설되지 않도록 하는 자세를 말한다. 이때 명심冥心을 함은 물론, 엄지손가락을 나머지 네 손가락으로 감싸쥐게 되는데, 엄지손가락의 끝이 가운데 손가락의 마디에 닿도록 한다. 일반적으로는 엄지손가락을 나머지 네 손가락으로 감싸서 주먹을 쥐는 자세를 말하

기도 한다.

두 손을 깍지껴서 목을 감싸고(약간 위로 잡는다) 아홉번을 호흡하는데, 숨쉬는 소리를 자신의 귀로도 듣지 못할 정도로 미미하게 한다. 이렇게 하면 목의 근육과 신경을 풀어주어 기운이 잘 통할 뿐 아니라 마음이 평안해진다.

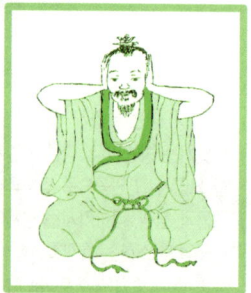

그런 다음에 손을 옮겨 두 귀를 막는다. 양 손의 두 번째 손가락으로 가운데 손가락을 눌렀다가 튕기면서 뇌의 뒤쪽을 각기 24번 툭툭 친다. 이렇게 손바닥으로 귀를 막은 상태에서, 두 번째 손가락으로 뇌의 뒤쪽(풍지혈과 뇌호혈의 사이. 112쪽 그림 참조)을 튕기듯이 때리는 것을 '하늘의 북을 울린다'*고 하는데, 이렇게 하면 잡념이 없어지고 정신이 집중된다. 잠시 고요히 있다가 2단계 수련법인 미요천주법으로 옮겨간다.

- 하늘의 북을 울린다 : 뒷머리를 때리는 소리가 크고 흩어지지 않으면서도 계속 이어지게 하는데, 일반적으로 하루에 3번씩 하면 하단전에 유익하다. 만약에 소리가 크지 못하고 계속 이어지지 못하면 원기元氣가 모이지 않는 것이니, 마땅히 몸과 마음을 잘 다스려야 한다.

제2도 미요천주 좌공법

● '천주(하늘 기둥)'란 머리를 받들어 지탱하고 있는 목을 말하고, '미요'란 천천히 흔든다는 뜻이다. 따라서 '미요천주微搖天柱'란 목을 서서히 좌우로 움직여 머리를 좌우로 흔든다는 뜻이다.

먼저 앉을 때 오른쪽 발꿈치를 불알 밑과 항문의 사이에 있게 하여 정기의 누설을 막는다. 그 후에 두 손바닥을 마주보게 잡는데, 오른손을 위에 두고 왼손을 아래에 가게 한다. 머리를 좌로 돌려서 왼쪽 어깨뼈를 돌아보고 다시 우로 돌려서 오른쪽 어깨뼈를 돌아보는 운동을 24차례 한다.

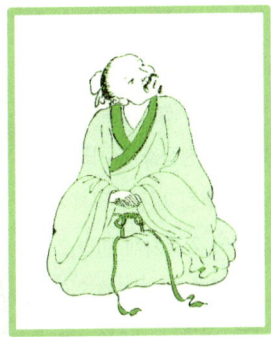

다시 왼손을 위에 두고 오른손을 아래로 가게 손바닥을 마주 잡은 후, 같은 동작을 24차례 한다.

동작을 마친 후 악고의 자세로 잠깐 있다가 3단계 수련법인 적룡교해법으로 옮겨간다.

| 입춘·우수의 수련법 참조

제3도 적룡교해 좌공법

● 여기서 '적룡赤龍(붉은 용)'은 입안에 있는 혀를 말하고, '교해攪海(바다를 뒤흔듦)'의 '해(바다)'는 입천장을 말한다. 따라서 '적룡교해(붉은 용이 바다를 뒤흔든다)'란 혀로 입천장을 이리저리 핥고 두드려서 침샘을 자극함으로써 많은 침이 나오게 하는 방법을 뜻한다.

적룡교해는 입을 다물고, 혀로 입천장을 36차례 이리저리 휘젓고 건드려서 침이 입안에 가득차게 한다.

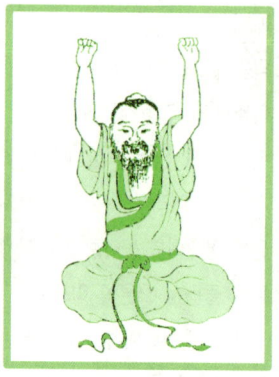

이 침으로 36차례 입안 전체를 골고루 양치질 한 후, 입안에 가득 고인 침을 세 번에 나누어서 삼키되, 삼킬 때마다 목구멍에서 꿀꺽 소리가 나도록 한다. 이렇게 하면 화기운을 행하게 되어서 명심이 된다.*

- 혀는 심장과 현응혈을 통해 이어지고 심장은 화火에 속한다.

그러므로 혀를 적룡(붉은 용)이라고 부르는 것이다.
- 적룡교해법을 침으로 양치질하는 법이라 하여 수구법漱口法이라고도 하는데, 수구법을 행할 때에 혀로 입안을 휘저음으로써 혓뿌리에 있는 금진혈金津穴과 옥액혈玉液穴의 두 혈(이 두 혈은 혓뿌리의 양옆에 있어서 아래로는 신장에 통한다. 왼쪽에 있는 것이 금진혈이고, 오른쪽에 있는 것이 옥액혈인데, 주로 입과 혀의 질병을 치료한다)이 자극되어 진액이 나오게 된다.
- 여기서 화기운을 행한다 함은, 심장에서 나오는 진액으로 입안과 오장을 소독하며, 동시에 화의 기운을 대주는 효과를 준다는 뜻이다. 이를 다른 표현으로는 "용이 횡행하고 호랑이가 뛴다"라고도 하는데, 진액은 용이고 기운은 호랑이라는 뜻이다.

이 진액으로 입안을 양치질하면 입안이 소독되고, 단전으로 들어가면 단련되어 정액을 만들며, 위로 들어가면 소화작용을 돕고, 살균작용과 해독작용을 한다. 진액의 맛은 담담하면서도 달다. 그러나 목에 가래가 있으면 짠맛이 나고, 탁한 가래가 있으면 좋지 못한 맛과 냄새가 난다. 수련을 할 때 이런 맛이 있으면 먼저 가래를 뱉어내고 한다. 가래를 뱉어내면 위胃의 기능을 도와 소화를 증진시킨다.

잠깐 있다가 4단계 수련법인 마운신당법으로 옮긴다.

● 입천장에 천지혈天池穴이 있는데, 입천장 뼈의 뒤쪽으로 뇌수와 통하는 관이 있다. 또 윗 혓뿌리에는 현응혈玄膺穴이 있어서 심장과 통한다. 혀로 천지혈을 막으면 현응혈이 열려서 기운이 순환하게 된다.

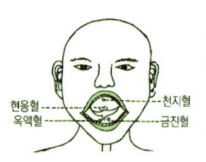

제4도 마운신당 좌공법

- 마운신당摩運腎堂에서 신당은 등허리의 아랫쪽, 즉 신장의 뒷쪽을 말한다. '마운'은 글자 그대로 마찰하는 운동이니, 신당을 마찰하여 신장의 기운이 원활히 흐르도록 하는 운동이다.
- 신당은 '정기의 문'이라고도 하는데, 등허리의 아랫쪽에 있는 바깥 신장을 뜻한다.

마운신당은 양손을 서로 마찰하여 손바닥을 뜨겁게 한 후, 그 뜨거운 손바닥으로 신당을 마찰하는 수련이다.

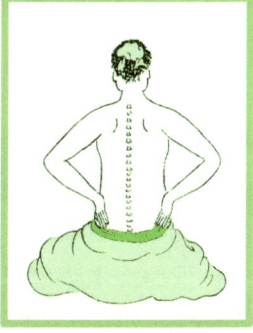

36차례를 마찰한 후에, 손을 걷어 들여 정좌법으로 들어간다. 이때 발꿈치를 이용해서 악고를 하여 기운이 새는 것을 막고, 코로 숨을 쉬면서 마음속으로 심장의 불이 아래로 내려가 단전을 태운다는 생각을 가진다. 단전에서 뜨거운 열기운을 느낀 후, 조금 있다가 5단계 수련법인 단관녹로법으로 옮긴다.

제5도 단관녹로 좌공법

● '단관單關'에서 관(관문)은 옆구리와 신당의 사이를 말한다. 그리고 단관이란 왼쪽 또는 오른쪽의 한 군데 만을 지칭한다. 물론 다음 번 제7단계 수련법에 나오는 '쌍관雙關'은 양쪽 모두를 지칭한다. '녹로轆轤'란 도르래란 뜻으로, 여기서는 어깨뼈를 지칭한다. 따라서 '단관녹로법'은 한쪽의 관문만을 손으로 막은 채 어깨뼈를 도르래 돌리듯이 돌려서 운동하는 방법을 뜻한다.

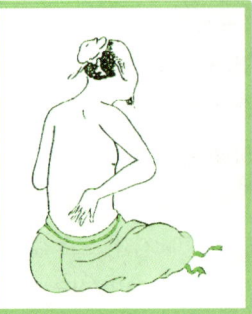

단관녹로는 먼저 왼손을 뒤로 돌려서 왼쪽 옆구리와 신당의 사이에 왼손바닥을 댄 채 머리를 구부리고, 왼쪽 어깨를 도르래가 돌아가듯이 심하게 흔들기를 36차례 한다.

다시 오른손을 돌려서 오른쪽 옆구리와 신당의 사이에 오른 손바닥을 댄 채, 머리를 구부리고 오른쪽 어깨를 도르래 돌아가듯이 심하게 흔들기를 36차례 한다.

그런 다음 제 6단계 수련법인 쌍관녹로법으로 옮긴다.

제6도 쌍관녹로雙關轆轤

쌍관녹로는 두 손을 뒤로 돌려서 왼쪽과 오른쪽의 옆구리와 신당 사이에 손바닥을 댄 채 머리를 구부리고, 양쪽 어깨뼈를 모두 도르래 돌리듯이 심하게 흔들기를 36차례 한다. 이때에 마음속으로는 불기운이 단전으로부터 곧바로 쌍관을 거쳐 뇌호혈*로 들어간다는 생각을 한다.

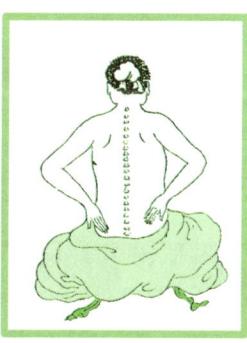

- 뇌호腦戶는 뒷통수 중에서 귀의 높이 쯤에 있는 혈이다. 기경팔맥 중에 하나인 독맥이 뇌로 들어가는 입구라는 뜻이다.

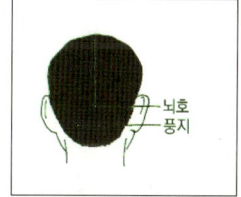

콧구멍으로는 맑은 기운을 들이 쉰 후, 잠깐 동안 숨을 멈췄다가 서서히 다리를 편다. 곧바로 7단계 수련법인 예수안정법으로 옮긴다.

제7도 예수안정 좌공법

● '예수안정법'에서 '예수乂手'란 손을 깍지껴서 잡는 것이고, '안정按頂'이란 정수리를 깍지낀 손바닥으로 누르는 것이다. 팔을 쭉 뻗어 깍지낀 손바닥으로 하늘을 밀치듯이 했다가, 팔을 구부려 내리면서 역시 깍지낀 손바닥으로 정수리를 어루만지듯이 누르므로, '탁천안정법托天按頂法'이라고도 한다. 여기서 '탁천托天'이란 하늘을 민다는 뜻이다.

먼저 두 손바닥을 서로 마찰한 후에 입에 대고 '아'하고 입으로 숨을 불기를 다섯차례 한다.

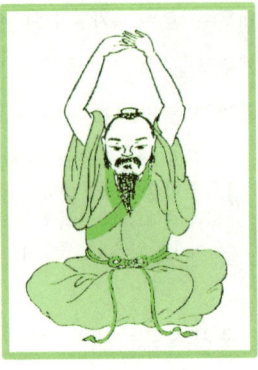

그 다음 두 손을 깍지끼고 머리 위로 높이 들어 손바닥으로 허공을 밀듯이 하고, 다시 깍지낀 손을 아래로 내려 손바닥으로 정수리를 누르듯이 감싼다. 이와같이 하기를 9차례 혹은 3차례를 한 후, 8단계 수련법인 수족구반법으로 옮긴다.

— 손바닥으로 밀어 올릴 때 숨을 들이 쉬고, 내려올 때 숨을 내쉰다. 완전히 하늘을 밀 때와 정수리를 누를 때 잠시 숨을 멈춘다.

제8도 수족구반 좌공법

● 수족구반手足拘攀에서 '수족'은 말 그대로 손과 발이고, '구반'은 '갈고리 구'와 '잡을 반'자이니, 갈고리처럼 손을 구부려서 발바닥을 잡는다는 뜻이다.

두 손을 갈고리같이 만들어 앞으로 뻗어서, 두 발바닥을 잡아서 당겼다 폈다 하는 운동을 12차례 한다.

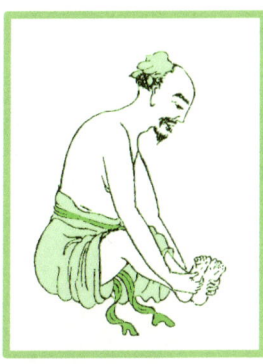

12차례를 마친 후 손을 걷어들여 정좌법으로 돌아온다. 이때 단정히 앉아서 입속에 침이 고이게 하는데, 만약에 충분한 침이 모이지 않으면 혀로 입천장을 자극시켜 모이게 한다.

침을 3차례로 나누어서 꿀꺽 삼키는데, 이렇게 침을 모아 삼키기를 3번 또는 9번 한다. 그 후에 다시 앞에서의 방법대로 녹로(어깨뼈)를 돌리는데, 마음속으로 불이 생겨서 두루 돌면서 몸을 태운다는 생각을 한다. 이렇게 해서 8단계의 수련을 모두 마친다.

▎- 상강의 수련법 참조

  이렇게 8단계를 모두 마치면 사기邪氣와 마기魔氣가 근접을 하지못하고, 잠잘 때도 기운이 빠져나가지 않으며, 추위와 더위가 침범하지 못하고, 재앙과 병마가 침입하지 못한다. 자시부터 오시 사이에 이 8단계 수련을 행하면 더욱 좋다.

제 3장. 몸의 각 부위를 좋게 하는 운동

여기에서 설명되는 운동도 절기운동과 상관없이, 신장이 좋지 않으면 신장운동을 하고 머리가 좋지 않으면 머리운동을 하는 등, 자신의 몸상태에 따라 아무 때나 하는 운동이다.

특히 ① 마음 수련과 ② 몸 수련은 어느 운동을 할 때나 공통적으로 쓰이는 개론과 같은 내용이므로, 잘 익혀 두었다가 각 운동을 할 때마다 활용한다.

① 마음 수련
운동을 할 때에 반드시 먼저 명심을 하고, 잡념을 버리며, 정욕을 끊어야 신기神氣를 굳게 지킬 수 있다.

② 몸 수련
- 가부좌를 하고 앉을 때엔 한쪽발의 발꿈치로 성기와 항문의 사이를 눌러 막음으로써 정기가 새어나가지 않도록 한다.
- 발을 아래로 드리우고 평좌를 할 때에는 무릎이 불알의 아

래로 내려가면 안되고, 또 앉는 자리의 바닥에 닿아서도 안 된다.

- 평좌平坐는 고좌高坐라고도 하며 의자에 걸터앉는 자세를 뜻한다. 이때 무릎이 의자에 닿아서도 안되고 불알보다 낮게 위치해서도 안된다. 만약에 이를 어기면 불알이 움직여 운동할 틈새가 없어 불알 고유의 운동을 할 수 없고, 따라서 기운을 받아들일 수 없게 된다.

- 운동을 마치고 일어날 때엔 천천히 몸을 펴고, 특히 손과 발을 자연스럽게 해야하며 급하게 일어나면 안된다.
- 앉아있을 땐 몸을 평평하고 곧게 펴고, 허리를 바르게 펴서 몸이 한쪽으로 기울거나 벽같은 데에 의지해서는 안된다.

③ 머리 수련

- 두 손바닥으로 귀를 막고, 두 번째 손가락으로 세 번째 손가락의 위에 올려놓는다. 이때 손끝의 방향은 하늘방향이 아니고, 수평보다 조금 위쪽으로 하여 두 번째 손가락으로 풍지혈을 때리기 좋게 한다. 두 번째 손가락에 힘을 주어 튕기듯이 세 번째 손가락에서 내려와 머리의 뒤쪽 뼈(풍지혈)를 소리가 나게 24번 두드리는데, 이를 "천고天鼓(하늘북)를 울린다"고 한다.

- 천고를 울리면 풍지혈에 쌓여있는 좋지 않은 기운을 물리친

다. 풍지혈은 침골枕骨의 아래에 오목하게 들어가 있는 혈로, 대략 자신의 귓구멍 정도의 높이에 있다. 두통은 물론 눈 귀 입 치아 등의 통증에 모두 관여하는 중요한 혈이다. 181쪽 그림참조. 「팔단금좌공법」의 1단계 수련법인 고치집신 참조.

■ 두 손을 깍지껴서 목의 뒷부분을 잡고, 고개를 돌려 왼쪽 어깨를 보고 다시 고개를 돌려 오른쪽 어깨를 보는 운동을 24차례 한다.

- 비장과 위장에 쌓인 잘못된 기운을 제거한다.

■ 두 손을 서로 깍지껴서 목의 뒷부분을 잡고, 얼굴을 들어 눈은 위를 쳐다본다. 그런 다음에 손과 목으로 하여금 서로 힘을 다투게 한다.

- '힘을 다투게 한다'는 뜻은, 손으로는 앞으로 당기게 하고 목은 뒤로 제껴서 서로 반대방향으로 힘을 주는 것이다. 이렇게 하면 어깨의 통증과 눈이 희미해지는 현상을 없앨 수 있다.

④ **얼굴 수련**

■ 두손을 서로 비벼서 마찰한 후에, 마찰한 열이 얼굴을 향하게 하여 얼굴을 골고루 문지른다. 두번째 할 때부터는 입안에 있는 침을 손바닥에 발라서 마찰한 후에, 그 열로 얼굴을 골고루 문지르는 일을 여러번 한다.

- 두 손으로 마찰을 할 때에 입을 꼭 다물고 해야 한다. 코앞에서 마찰함으로써 코에서 나오는 김을 손바닥에 쐬면서 하면, 얼굴에 주름과 반점이 생기지 않고 얼굴색이 빛나면서 윤기가 있게 된다.

⑤ 귀 수련

■ 양쪽 귀를 손으로 지그시 잡아 누르는 일을 수차례 반복한다. 두 손으로 두 귓바퀴를 한번은 윗부분을 눌렀다가 한번은 아랫부분을 누르면서 마찰한다.

- 이것을 성곽을 다스리는 일이라고 하는데, 소리를 잘 듣게 됨으로써 총명하게 되는 효과가 있다.

■ 의자에 걸터앉아 왼쪽 발은 주욱 펴고 오른쪽 발은 굽힌 상태에서, 가로로 양쪽 손을 벌린다.

그런 다음 마치 두 손으로 문을 밀려는 듯이 두 손바닥을 곧추 세워 앞을 향하게 한다. 다시 손을 깍지껴서 머리와 목을 같이 잡은 후, 왼쪽으로 한번 오른쪽으로 한번 돌아본다. 이와 같이 하기를 왼발과 오른발을 바꿔가며 7차례씩 한다.

- 귀울림 현상을 제거한다.

⑥ 눈의 수련

■ 잠에서 깰 때에 곧바로 눈을 뜨지 않는다. 아직 눈을 뜨지 않은 상태에서, 양손 엄지손가락의 바깥면으로 서로 마찰하여, 그 열로 눈을 문지른다. 이러한 동작을 14차례 한다. 어두운 곳에서(또는 눈을 감은 어두운 상태에서) 눈알을 돌리기를 7차례를 한 후에, 눈을 잠깐 동안 꽉 감았다가 갑자기

크게 뜬다.

- 이렇게 하면 신비스런 광채가 나고 영원토록 눈병이 생기지 않는다. 혹은 엄지손가락의 뒷부분 대신에 손바닥을 서로 마찰하여 열을 내기도 한다.

■ 엄지손가락을 구부려서 뒷부분 마디에 튀어나온 뼈로, 양쪽 눈 주변의 작은 혈점(특히 눈꼬리)을 꾹꾹 눌러주기를 27차례 한다. 또 손바닥으로 양쪽 눈과, 광대뼈 윗부분에서 귀 사이를 살며시 누르면서 원을 그려가며 마찰하기를 30차례 한다.

또 두 손바닥을 사용해서 뺨으로부터 시작해서 양미간으로 올라가고, 양미간에서 시작해서 뒷통수까지 쓰다듬듯 문지르기를 27차례 한다. 이로 인해 침이 많이 생기는데, 그 침을 삼키기를 수없이 반복한다.

- 귀와 눈을 잘 다스리게 되어 귀와 눈이 맑고 밝게 된다.

■ 손으로 눈의 안쪽(코와 눈물샘의 사이)과 바깥쪽의 끝(눈초리)을 눌러주는데, 숨을 멈출 때 눌렀다가 숨을 쉬게 되면 풀어주는 동작을 한다.

- 이러한 동작을 상시로 하면 투시도 가능해진다고 한다. 또 모든 수련을 마쳤을 때 위와 같은 4군데 눈초리를 손으로 각기 27번씩 눌러주면 눈이 빛이 나면서 밝아지고, 오랜기간을 이런 수련을 하게 되면 신령과 통하게 된다고도 한다.

- 무릎을 꿇고 앉아 두 손으로 바닥을 짚고, 머리를 최대한 돌려서 뒷면을 보기를 각기 다섯차례 한다. 이렇게 하는 것을 '호랑이가 돌아보는 자세'라고 한다.
  - 가슴의 풍사를 제거하고, 신장의 좋지 않은 기운을 몰아낸다.

⑦ **입의 수련**

- 다른 모든 수련을 할 때도 반드시 입을 다무는 것이 기본이다.
  - 입을 다물어야 기운이 빠져나가지 못한다.
- 입안이 건조해서 입이 쓰고 혀가 떫으며 삼킬 침이 없거나, 혹은 침을 삼킬 때 목구멍에 통증이 생겨 먹을 수가 없게 되면 열이 난다.

  이럴 때는 입을 '아'하고 크게 벌려 기운을 내보내기를 10여차례 하고, 집신할 때의 자세로 둘째손가락으로 뒷골(풍지혈)을 튕기듯이 치기를 9차례 한다. 이어서 혀로 입천장을 자극하여 나온 침을 삼킨다. 이러한 동작을 여러번 반복하면 입안에 맑은 침이 생기고, 입안의 열이 없어지며, 오장이 맑고 시원해진다.

  또 입안의 침이 차고 담담해서 맛이 없거나, 마음이 울적하면 오장이 차갑게 된다. 이 때도 기운을 밖으로 불어내서 따뜻하게 하면 입속에 맛이 돌아오게 되는데, 이로 인해 찬 기운이 물러나고 오장이 따뜻해진다.
- 매일 새벽에 입을 크게 벌려서 천천히 탁한 기운을 내보내고, 코를 통해 맑은 기운을 흡입해 삼킨다.
- 잘 때에는 입을 다물고 잠으로써, 진원기眞元氣가 나가지 못하게 하고 아울러 좋지 않은 기운이 들어오지 못하게 한다.

⑧ 혀의 수련

- 혀로 입천장을 자극해서 침이 생기게 하고, 이를 반복해서 침이 입안에 가득 고이게 한다. 이 침으로 36차례에 걸쳐 양치질 하듯이 한 후에 세 번에 나누어 목구멍에서 꿀꺽하고 소리가 나도록 삼킨다.

  – 침으로 양치질 하면 입안이 소독되고, 이를 소리를 내면서 많이 삼키면 식도는 물론 위장이 소독되어, 치아를 비롯한 위장 등이 건강해질 뿐만 아니라 입냄새가 나지 않게 된다. 또 침을 삼키는 것은, 오장에 물을 대주는 것과 같은 것이므로, 항상 이런 일을 반복하면 좋다.

⑨ 이의 수련

- 고치를 36차례 한 후에 집신의 동작으로 들어간다.

  – 잇몸을 두드리면 침샘이 자극되어 침이 많이 나올 뿐만 아니라, 잇몸과 치아가 모두 건강해진다.

- 소변을 볼 때, 입을 벌리지 않은 채로 어금니를 지그시 깨문다.
  - 이렇게 하면 치통을 제거할 수 있다.

⑩ 코의 수련

- 두 손의 엄지손가락 뒷면을 마찰해서 얻은 열로, 코를 문지르기를 36차례 한다.
  - 이렇게 하면 폐장을 윤택하게 할 수 있다.

- 단정히 앉아서 눈으로 코를 내려다 본다. 조용히 숨을 내쉬고 들이 쉬면서, 마음속으로 숨쉬는 것을 센다. 폐의 기능을 고르게 조절할 때 갑자기 호흡을 급하게 할 일이 생겨도 이를 안정되게 유지해준다.

- 저녁때 배를 깔고 엎드려서 잠깐 동안 베개를 빼고, 무릎을 구부려 두 발을 하늘로 향하게 똑바로 세운다. 코로 맑은 기운을 들이쉬기를 4차례 나누어 하고, 또 코로 기운을 내보내기를 4차례 나누어 한다. 기운이 모두 나가도록 힘을 다 한 후에, 다시 천천히 기운이 콧속으로 들어오도록 한다.
  - 폐의 숨쉬는 능력을 길러준다.

⑪ 손의 수련

- 두 손을 서로 깍지 낀 후에 팔을 주욱 뻗쳐 손바닥으로 하

늘을 밀치는 듯이 하고, 다시 팔을 구부려 정수리를 손바닥으로 지그시 누르는 동작을 24차례 한다.

- 흉격(횡경막:膈)의 좋지 않은 기운을 제거한다. 팔단금좌공법의 7단계 수련법인 예수안정법 참조.

■ 한 팔은 앞으로 주욱 펴서 앞을 향하게 하고 한 팔은 구부려 몸 뒤로 하기를, 마치 무겁고 강한 활을 잡아 당기는 듯한 자세로 한다. 좌우 각 12차례를 한다.

- 이렇게 하면 팔과 겨드랑이의 좋지 않은 기운을 제거할 수 있다.

■ 두 손을 쥐어서 주먹을 만든 다음에, 팔뚝으로부터 가슴을 거쳐 허리 그리고 허벅지에 이르기까지 두드리고, 또 손을 돌려 등을 두드리기를 각기 36차례 한다.

- 팔다리와 가슴의 좋지 않은 기운을 제거한다.

■ 두 손으로 상대 팔의 팔꿈치를 꼭 쥔다. 꼭 쥔 손으로 팔꿈치를 좌우로 각기 7차례씩 잡아당기는데, 이때 잡아당기는 손이 있는 쪽으로 머리를 같이 돌린다.

- 화기운이 위로 올라옴으로써 생기는 종기나 부스럼을 다스린다.

■ 두 손으로 주먹을 쥐고, 힘을 주면서 왼손을 들어 올리고 오른손을 들어 올리기를 각기 7차례씩 한다.

- 심장과 가슴에 있는 풍사風邪를 제거한다.

⑫ **다리 수련**

- 바닥에 앉아 발을 주욱 펴고, 머리를 낮춰서 절을 하듯이 앞으로 숙이며, 두 손으로 힘을 주어 발바닥을 잡는 자세를 12차례 한다.

  - 심포락의 좋지 않은 기운을 제거한다.

- 의자에 앉아 발을 바닥으로 드리운다. 양손으로 양발꿈치를 잡아 당기되 각 손바닥이 바깥쪽(앞쪽)을 향하게 하고, 다시 손으로 발가락 쪽을 잡아 당기되 손바닥이 안쪽(뒷쪽)을 향하게 한다. 이상의 동작을 각기 24차례씩 한다.

  - 양쪽 다리의 풍기風氣를 제거한다.

- 가부좌를 하고 앉아 한 손으로는 발가락을 잡고, 다른 한 손으로는 발바닥의 중심에 있는 용천혈을 주무른다.

  - 습濕과 풍風이 모두 없어진다.

  열이 나게 되면 그치고, 이후로는 발가락을 수차례에 걸쳐 회전시키듯이 움직인다.

  - 습濕을 없애고 걸음걸이를 잘하게 해준다.

- 두 손을 뒤로 해서 걸상을 잡고 무릎을 꿇고 앉는다. 한쪽 발은 그대로 있어서 몸을 지탱하고 다른쪽 발은 폈다가 다시 구부리는 동작을 좌우 발을 교환하면서 각각 7차례씩 한다.

  - 넓적다리와 무릎의 부종을 다스린다.

- 천천히 걸으면서 손을 꽉 쥔다. 왼쪽 다리가 앞에 있을 때는 왼손을 펼쳐서 앞을 향하게 하고 오른손은 펼쳐서 뒤를 향하게 한다. 다시 교차할 때는 주먹을 꽉 쥐었다가, 오른쪽 발이 앞에 있을 때는 그 반대로 한다.

  - 이러한 동작을 하게 되면 양쪽 어깨의 좋지 않은 기운을 제거한다.

⑬ 어깨 수련

- 양쪽 손을 뒤로 돌려 옆구리와 신당 사이에 손을 대고, 어깨를 굴려서 도르래가 돌아가듯이 어깨가 움직이게 한다. 이러한 동작을 24차례 한다.

  - 먼저 왼쪽 손과 어깨를 돌리고, 뒤에 오른쪽 손과 어깨를 돌린다. 그런 다음에 양쪽을 동시에 돌리게 되는데, 앞서 한 쪽씩 돌리는 것을 단관녹로법이라 하고, 양쪽을 동시에 돌리는 것을 쌍관녹로법이라고 한다. 팔단금좌공법의 5,6단계 참조.

- 숨을 고르게 하고 정신을 집중시킨 가운데, 왼손으로 배꼽을 14차례 마찰하고, 오른손으로 또 14차례 마찰한 후에, 다시 양손을 동시에 써서 옆구리를 수차례 마찰하고, 어깨를 흔들듯이 문지르기를 7차례 한다.

  기운을 코로 들이마셔서 단전으로 가게 하고 두 손을 꽉 쥔다. 다시 다리를 구부리고 옆으로 누워서는, 사타구니 안으로 두 손을 집어넣고 마찰을 한다.

- 몽정으로 인한 정기의 누설을 막는다.

⑭ 등의 수련

- 두 손으로 걸상을 잡고 몸을 앞으로 구부린 후에, 등을 구부려 등뼈가 하늘을 향하도록 했다가 다시 허리를 주욱 펴는 운동을 13차례 한다.
  - 심장과 간장의 좋지 않은 기운을 제거한다.

⑮ 배의 수련

- 두 손으로 배를 마찰하면서 걷기를 100발자국 한다.
  - 먹고 체한 것을 없애준다.
- 숨쉬기를 멈추고, 단전의 화기운이 아래로부터 위로 올라가면서 자신의 몸을 두루 태운다고 생각한다.

⑯ 허리 수련

- 두 손으로 주먹을 꽉 쥐고 양쪽 옆구리와 늑골(갈비뼈)을 떠받드는 것처럼 누르고, 양어깨와 동시에 돌리기를 24차례 한다.
  - 허리와 늑골의 통증 및 풍사風邪를 제거한다.
- 두 손을 마찰하여 열을 낸다. 코로 맑은 기운을 서서히 들이 마시고 서서히 내쉬면서, 열이 있는 손으로는 등에 있는

정문精門을 비벼댄다.

- 정문은 등의 아래허리에 있는 부드러운 곳이다. 신당이라고도 하는 정기의 문으로, 등허리의 아랫쪽에 있는 바깥 신장을 뜻한다.

⑰ 신장 수련

■ 한 손으로 두 불알을 감싸면서 비비고 다른 한 손으로는 하단전을 마찰한다. 왼손과 오른손을 바꿔서 하기를 각기 81차례를 한다. 그러면서 외우기를

一擦一兜 左右換手 九九之數 其陽不走

"한 번 하단전 마찰에 한 번 불알 감싼다
왼손과 오른손을 바꿔가면서
81번을 하니
정기가 새지 않는구나"라고 한다.

■ 잘 때에 침상에 앉아서 발을 늘어뜨리고 옷을 벗은 상태에서, 숨을 멈추고 혀로 입천장을 자극하며, 눈으로는 정문頂門을 보고 등을 굽혀서 마치 대변을 보는 형상으로 앉는다. 두 손으로는 등의 양쪽에 있는 신유혈을 각기 120번씩 마찰한다.

- 정력과 양기를 증강시키고 요통과 소변이 적어지는 것을 제거한다.

이상의 방법들은 사람들이 각기 어느 곳에 병이 있는가에 따라 택해서 하도록 되어있다. 혹은 예방하고 싶은 병이 있는 경우도 마찬가지이다. 대개 세상 사람들은 자신이 영위하고 있는 직업에 몰두하느라 틈이 없다거나 이미 버릇이 되어서 고치지 못하며, 또는 이미 늙고 병들었다고 자포자기해서 끝내 처음에 타고난 건강한 몸을 유지하지 못하고, 병들고 쇠약해서 죽음을 재촉하니, 그 안타까움을 이루 말할 수 없다.

제 4장. 안마도인결

① 위로는 천진과 조화하고 (仰和天眞)

천진은 눈썹끝의 작은 혈점을 말한다. 항상 두 손으로 천진을 18번 정도 잘 누르면 눈이 밝아진다.

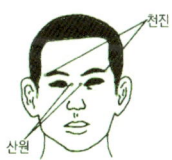

② 아래로는 산원을 어루만지네 (俯按山源)

산원山源은 콧부리가 시작하는 곳으로, 눈의 안쪽 초리에 위치한다. 먼저 혀로 산원을 어루만진다는 마음으로, 입천장 깊숙히 핥아서 나온 진액을 삼키기를 1~2차례 한다. 그 다음 왼손의 두번째와 세번째 손가락으로 산원을 지긋이 누른다. 고치를 7번 하고, 손으로 코 전체를 어루만진다. 이렇게 하면 만가지 좋지 않은 기운을 제거하고 막을 수 있다.

③ 신정을 닦듯이 마찰하고 (拭摩神庭)

얼굴은 신정神庭에 해당한다. 수련할 때마다 두 손으로 닦듯이 마찰하여 열이 나게 하고, 그 외에도 시간이 날 때마다 닦듯이 마찰한다. 그렇게 하면 얼굴에 광택이 생기고, 얼굴의 주름이 없어지며, 오랜기간을 마찰하게 되면 어린아이 얼굴(童顔)처럼 윤기와 화색이 돈다.

④ 성곽을 경영하여 다스리네 (營治城郭)

양쪽 귓바퀴를 시간이 날 때마다 눌러주고 주무르기를 여러 번 한다. 오랜기간 이렇게 하면 귀가 밝아져서 환하게 들리게 된다.

⑤ 아래로는 생문을 마찰하고 (下摩生門)

생문生門은 탯줄이 연결되어 생명을 얻게 된 곳으로 배꼽을 말한다. 숨을 들이쉰 다음에 호흡을 멈추면 배가 조금 불룩하게 된다. 그런 다음에 손으로 배꼽을 중심으로 원을 그리며 마찰한다.

한번 수련할 때마다 365번을 돌리며 마찰하여 하늘의 주천도수와 합치되게 한다. 날마다 행하면 몸안의 기운이 순조로워지고 적체된 것이 풀리며, 병이 없어지고 수명을 늘릴 수 있다.

⑥ 바로 보는 것은 약 보다 낫다네 (正觀代藥)

가부좌를 하고 단정히 앉아서, 마음속으로부터 자신의 하단전下丹田을 바라보는 것을 말한다. 오랜기간 행하면 신묘하게 되어 신선의 경지에 이르게 된다.

⑦ 손을 마찰하여 눈을 덥게 하고(摩手熨目)

두 눈의 안과 밖의 네 눈초리를 눌러주는 수련을 마친 후, 두 손을 마찰하여 열을 내고, 눈을 뜬 상태에서 뜨거워진 손바닥으로 눈언저리를 포개서 살며시 누르는 동작을 여러차례 한다. 이렇게 하면 눈이 밝아지고 눈의 피로가 풀린다.

⑧ 위로 삼원三元에 조회하며

『진고眞誥』에 말하기를 "손으로 머리결을 따라 머리를 마찰하면 흰머리가 생기지 않는다. 또 손으로 이마를 위로 쓸어 올리는 것을 '손이 삼원에 조회드린다(手朝三元)'고 하는데, 이렇게 하면 뇌와 머리카락이 튼튼해진다. 또 손으로 머리를 앞뒤 좌우의 네 방면으로 쓸어 올리면, 피가 잘 돌고 풍사風邪가 흩어지며 습기(濕)가 엉기지 않는다"고 하였다.

⑨ 빗질하여 풍사風邪를 제거하고

『곡신결谷神訣』에 이르기를 "머리카락을 빗질할 때 북쪽을 향하지 말고, 또 여러번 반복해서 해야 한다. 많이 빗으면 풍사風邪가 제거된다"고 하였다. 또 『태극경太極經』에 이르기를 "머리카락을 마찰하고 빗질하는 것은 기운을 왕성하게 하려는 것이다. 빗질을 많이 하면 머리에 병이 없어지고, 혈액이 정체되지 않고 잘 흐르게 되며, 모발의 뿌리가 튼튼하게 된다"고 하였다.

⑩ **수水와 토土를 운동하네**

수와 토는 신장과 비장을 뜻한다. 비장과 신장을 운동시키면, 자연히 음식물이 소화될 뿐만 아니라, 모든 경맥이 다 잘 유통되고 오장이 조화롭게 된다.

『진고』에 말하기를 "먹을 때 지나치게 많이 먹지 마라. 많이 먹으면 병이 생긴다. 또 잔뜩 먹고 바로 눕지 마라. 누우면 심장에 부담이 가고 마음이 흔들리게 되니, 도를 배우는 사람은 마땅히 주의해야 한다"고 했다.

또 『등진비결』에 이르기를 "많이 먹은 다음에 자면 안된다. 자게 되면 모든 질병이 생긴다. 먹기를 마친 후에는 반드시 걷기에 힘써야 한다. 걸으면서 양쪽 옆구리를 손으로 상하로 오르내리면서 오랫동안 마찰한다. 마찰이 끝나면 손으로 허리쪽의 신당腎堂을 마찰해서 열이 나도록 해야 한다. 이것이 양생가에서 말하는 '수와 토를 운동한다'는 것이다"라 했다.

> – 양쪽 옆구리를 마찰하면 비장이 튼튼해지고, 신당을 마찰하면 신장이 튼튼해진다.

『양생론』에 이르기를 "굶주렸다가 음식을 먹을 때는, 간신히 배가 부른듯 하면 그만 먹어야 한다."고 했다.

제 5장. 신선들의 건강법

[1] 이노군의 무릎 안마법

● 피부가 곪은 것을 치유함

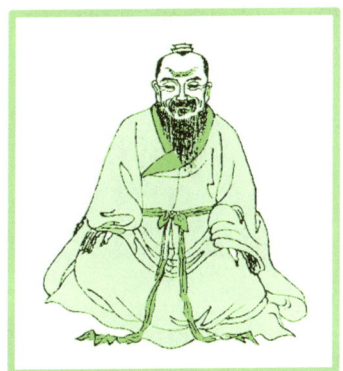

조용히 앉아서 두 손으로 무릎을 쓰다듬되, 온 힘을 다해서 마찰을 한다. 마음속으로는 기운이 잘 통한다고 생각한다. 숨을 내쉬었다 들이쉬었다를 49번 하면, 기운이 통하고 혈액이 잘 통해서 병이 제거된다.

- 이노군李老君 : 성은 이李고 이름은 이耳다. 태상노군太上老君 또는 노자老子·노담老聃이라고도 부르며, 자는 백양伯陽이다. 여러대에 걸쳐 나타나서 태어난 년대를 모른다. 다만 상나

라 양갑 임금 때 현묘옥녀의 몸에 잉태되어 81년을 경과하다가, 무정 임금 때 초나라 곡인리의 오얏나무 아래에서 모친의 겨드랑이에서 출생하며 말하기를 "이 나무가 나의 성이다."라고 했다고 한다. 태어날 때 백발에 귀가 컸다고 해서 이름을 이 冞라고 하였다. 도교의 종사로 추앙된다.

동반환(東礬丸)

玄礬(말려서 2전 조금 넘게) 陳皮(3전) 蒼朮(2전) 砂仁(3전) 乾薑(2전) 枳實(3전) 檳榔(3전) 人蔘(3전)

이상의 약재를 분말을 내어 삶은 다음에, 씨를 뺀 대추와 함께 찧어 환을 만든다. 49환씩 따뜻한 숭늉과 함께 아침 저녁으로 복용한다. 닭 또는 거위 등 기름진 음식을 피한다.

【2】 태청조사의 배꼽을 따뜻하게 하는 법

● 복통과 열이 났다가 추웠다 하는 증상을 치유함

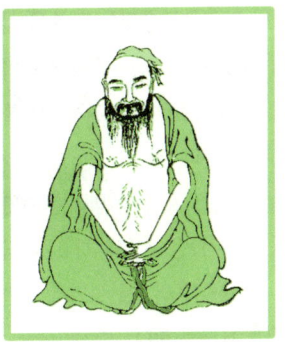

단정히 앉아서 두 손으로 배꼽을 감싼다. 단전이 따뜻해지기를 기다리면서 호흡을 49번 한다.

● 도기탕 導氣湯

蒼朮 香附子 川芎 白芷 茯苓 神麴 陳皮 紫蘇 乾姜 甘草

이상의 약재를 똑같은 양을 넣고 물에 끓여서 상시 복용한다.

【3】 서신옹徐神翁의 어깨 기운을 통하게 하는 법

◑ 배가 허해서 기운이 없는 것을 치유함

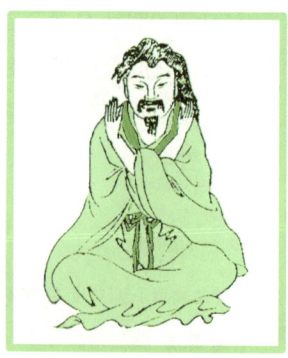

조용히 앉아서 두 손을 서로 엇갈려 왼손은 오른쪽 어깨를, 오른손은 왼쪽 어깨를 잡는다.

눈으로 왼쪽 어깨를 보면서 12번 호흡을 하고, 다시 오른쪽 어깨를 보면서 12번 호흡을 한다.

◑ 보화환保和丸

山査肉(2냥) 神麴(볶음, 1냥) 半夏(생강즙을 섞어 만듦, 1냥) 茯苓(1냥) 蘿蔔子(볶음, 5전) 陳皮(5전) 連翹(5전)

이상의 약재에 신곡神麴을 넣고 쌀죽과 함께 찧어서 환을 만든다. 30~50환을 뜨거운 물과 함께 복용한다.

[4] 철괴선의 손가락으로 가리키는 법

● 뇌졸중 또는 중풍 등으로 인한 마비를 치유함

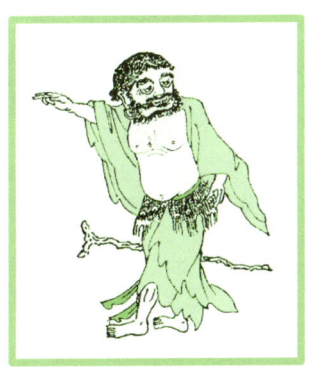

바로 서서 오른손으로 오른쪽을 가리킬 때 눈은 왼쪽을 보고, 왼쪽 발을 앞으로 놓는다. 이런 자세로 24번의 호흡을 한다. 또 왼손으로 왼쪽을 가리킬 때 눈은 오른쪽을 보고, 오른쪽 발을 앞으로 놓는다. 이런 자세로 24번의 호흡을 한다. 이때 가리키는 손은 검결劍訣(둘째와 셋째손가락을 펴고, 엄지손가락으로 넷째와 새끼손가락을 누른 형태)을 짓는다.

- 철괴선鐵拐仙 : 철괴선생鐵拐先生이라고도 부르며, 본명은 이질李質이다. 어려서부터 바위굴에서 수련을 하였는데, 그 성실함에 감복한 태상노군과 완구宛丘선생이 하강해서 도교를 가르쳤다. 그러던 어느날 태상노군의 심부름으로 화산華山에 갈 때 몸체는 바위굴에 그대로 두고 혼만 갔는데, 6일 안에 와야 될 것을, 일이 지체되어 7일만에 오게 되어 몸체를 잃게 되었다. 할 수 없이 굶어죽은 거지의 시체에 자신의 혼을 의탁하였으므로 절름발이인데다 얼굴이 못생기게 되었다.

순기산順氣散

麻黃(1전) 陳皮(1전) 烏藥(1전) 白殭蠶(1전) 川芎(1전) 白芷(1전) 甘草(5푼) 桔梗(5푼) 乾姜(5푼) 枳實(1전)

이상의 약재에 생강 3조각을 넣어서 달여 먹는다.

【5】하선고의 오랫동안 무릎운동을 하는 법

◐ 장이 꼬이고 콜레라 등으로 인한 복통을 치유함

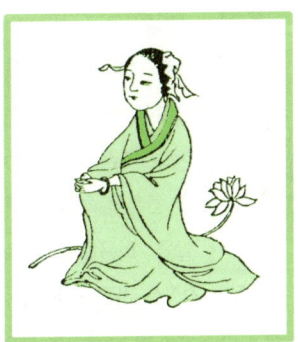

모로 앉아 두 손으로 무릎을 잡아서 허벅지가 위장胃腸에 닿게 한다. 무릎을 좌우로 움직이기를 9차례 하는데, 매번 움직일 때마다 24번을 호흡한다.

― 하선고何仙姑 : 당나라 때 중국 광주 증성현에서 하태의 딸로 태어났는데, 날 때부터 정수리에 6개의 머리카락이 있었다고 한다. 14~5살 되던 해에 꿈속에서 신인神人이 가르치기를 "운모 가루를 먹으면 몸이 가벼워지고 죽지 않을 것이다."고 하였다. 그 말을 따라 운모 가루를 먹으면서 시집도 가지 않고 항상 산을 오르내리며 수련을 하였다. 측천무후가 불렀으나 가지 않고 있다가, 중종(707년) 때 대낮에 승천을 했다.

◐ 염탕탐토법鹽湯探吐法

소금 끓인 물로 목과 입을 양치질한 후에 삼킨다.

【6】 백옥섬의 범이 먹이를 때려 눕힌 자세

◐ 장이 꼬이고 콜레라 등으로 인한 복통을 치유함

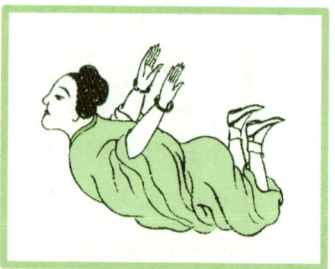

배를 땅에 대고 엎드린 후에 발과 손을 최대한 하늘로 뻗게 한다. 그런 자세로 12번 호흡을 하고, 손과 발을 이용해 좌우로 요동치기를 15차례 한다. 그런 다음에 정좌를 하고 앉아 호흡을 가다듬기를 14차례 한다.

- 백옥섬白玉蟾(1194-1229) : 송나라 경주사람으로 갈장경葛長庚이라고도 한다. 12살에 무이산에 입산해 수도한지 9년만에 도를 얻게 되었다. 행동이 신출귀몰하고 술을 좋아했으나 취한 모습을 봤다는 사람은 없었다고 한다. 송나라 영종寧宗황제 때 부름을 받아 태일궁太一宮에 머무르다 홀연히 사라졌다고 한다.

◐ 소독산消毒散

黃芩 黃連 大黃 白芷 羌活 防風 金銀花 連翹 當歸 荊芥 甘草 天花粉 이상의 약재의 양을 똑같이 해서 물에 끓여 복용한다.

【7】진니환의 뒷머리를 잡는 법

◐ 머리에 오는 풍사風邪를 치유함

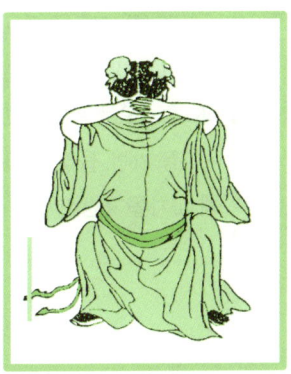

쪼그리고 앉아서 두 손으로 귀와 뒷머리를 감싸 잡는다. 이 상태에서 12번의 호흡을 한 후, 손뼉을 12번 친다.

- 진니환陳泥丸 : 본명은 진남陳楠이고, 자는 남목南木이다.

◐ 건중대보탕建中大補湯

人蔘(많이) 白朮(많이) 茯苓(많이) 甘草(적게) 當歸(중간) 白芍(많이) 川芎(중간) 熟地黃(많이) 黃芪(많이) 肉桂(적게) 杜仲(중간) 肉蓯蓉(중간) 破故紙(중간)

이상의 약재에 생강과 대추를 넣어서 물에 끓인 다음 수시로 복용한다.

【8】한종리漢鍾離의 천고를 울리는 방법

◐ 머리가 혼미해짐을 치유함

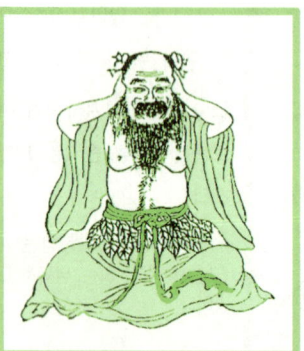

어금니를 지긋이 물고 단정히 앉아 숨을 멈춘다. 두 손으로 귀를 막고 천고를 36번 울리고, 다시 고치를 36번 한다.

- 두 손바닥으로 귀를 막고, 두번째 손가락을 세번째 손가락의 위에 올려놓는다. 두번째 손가락에 힘을 주어 튕기듯이 중지에서 내려와 머리의 뒷쪽 뼈(풍지혈)를 소리가 나게 24번 두드리는데, 이를 천고天鼓(하늘 북)를 울린다고 한다(팔단금좌공도결의 1단계 수련법인 고치집신 참조).

◐ 가미백호탕加味白虎湯

石膏(말린 것으로 3푼) 知母(1전) 甘草(1전) 半夏(2푼) 麥門冬(8푼) 竹葉(5잎) 粳米(한손으로 집을 정도)

이상의 약재를 생강 3조각과 함께 물에 끓여 복용한다.

【9】 조상조趙上竈의 발바닥을 잡아서 정력을 강화하는 법

◐ 밤잠을 자다 몽정하는 것을 치유함

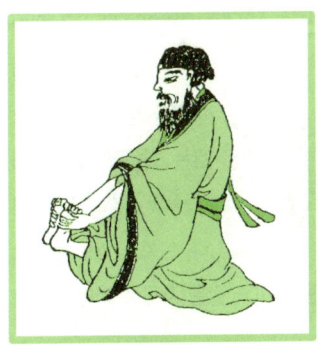

다리를 펴고 앉아서 두 손으로 두 발바닥을 잡고 주무른다. 먼저 왼쪽 발바닥을 끌어당겨 마찰해서 열을 내고는 9번을 호흡한다. 다음으로 오른쪽 발바닥을 끌어당겨 마찰해서 열을 내고는 9번을 호흡한다.

◐ 오관환五關丸

人蔘(6전) 棗仁 牡蠣(말린 것 5전) 五倍子(5전) 枯礬(5전) 龍骨(5전) 茯神(1냥) 遠志(심을 뺀 것으로 1냥 5전)

이상의 약재를 대추의 과육과 함께 삶아서 환을 만든 다음, 50~60환씩 공복에 먹되, 연자탕蓮子湯과 함께 먹는다.

【10】허정천사虛靜天師의 자면서 수련하는 법

◐ 몽정하는 것을 치유함

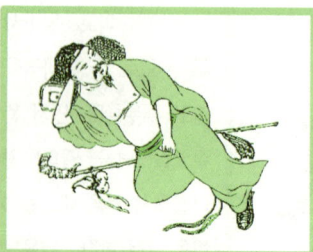

하늘을 보고 누워서 오른손으로는 베개삼아 머리를 받치고, 왼손으로는 회음과 불알 사이(양물의 뿌리)를 누른다. 왼쪽 다리는 똑바로 펴고 오른쪽 다리는 구부린다. 이와 같은 자세로 24번을 호흡한다.

◐ 양심탕養心湯

人蔘 山藥 麥門冬 茯神 酸棗仁 歸身 白芍 遠志 蓮鬚

이상의 약재를 양을 똑같이 하고, 생강과 대추 연육蓮肉(연밥의 살) 등과 함께 물에 끓여 복용한다.

【11】이서섬李棲蟾의 정기를 운행하는 법

◐ 몽정을 치유함

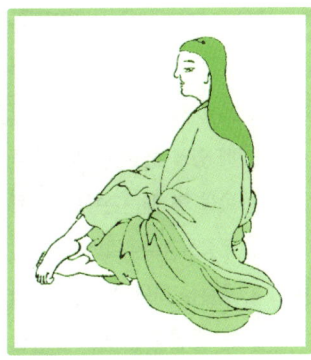

단정히 앉아서 양쪽 다리를 앞으로 빼고, 양쪽 발바닥을 서로 문질러 열이 나게 한다. 왼발 오른발을 바꿔가며 하되, 각기 30번씩 하면, 정기가 몸안으로 골고루 흩어지게 되어 몸밖으로 빠져나가지 않는다.

◐ 고정환固精丸

知母(볶아서 1냥) 黃柏(1냥) 牡礪(말려서 2냥) 龍骨(말려서 2냥) 芡實(2냥) 蓮蕊(2냥) 茯苓(2냥) 遠志(2냥) 山茱萸(2냥)

이상의 약재를 구워서 미세한 가루로 낸 다음 꿀과 함께 환을 만들되, 주사硃砂로 겉을 싼다. 매번 50환씩 공복에 묽은 소금물을 데워서 함께 복용한다.

【12】장진노張眞奴의 정신을 집중하는 법

◐ 심장이 허해서 통증이 있는 것을 치유함

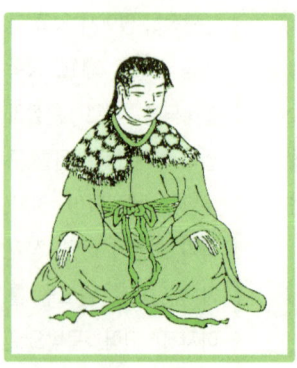

단정히 앉아서 양쪽 손으로 무릎을 주무른다. 마음은 좌도 우도 아닌 중간에 있게 하고, 눈으로 오른쪽을 볼 때는 왼쪽 손으로 무릎을 주무르면서 12번 호흡을 하며, 왼쪽을 볼 때는 오른쪽 손으로 무릎을 주무르면서 12번 호흡을 한다.

◐ 각통산却痛散

五靈脂(1냥) 蒲黃(1냥을 볶음) 當歸(2냥) 肉桂(8전) 木香(7전) 石菖蒲(8전)

이상의 약재를 미세한 가루로 내서, 매번 4전四錢씩 끓인 물(소금과 식초를 조금 넣은 물)과 함께 복용한다.

【13】위백양魏伯陽의 풍사風邪를 깨는 법

◐ 뇌졸증 또는 중풍 등으로 인한 마비를 치유함

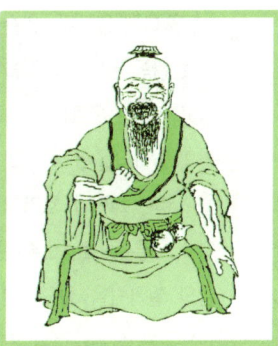

단정하게 앉는다. 오른손으로는 주먹을 쥐고 오른쪽 옆구리를 문지르고, 왼손으로는 무릎을 주무른다. 주먹을 펴면서 마음속으로 아픈 곳에 기운이 잘 통한다고 생각한다. 호흡을 6번 한다.

왼손으로는 주먹을 쥐고 왼쪽 옆구리를 문지르고, 오른손으로는 무릎을 주무른다. 주먹을 펴면서 마음속으로 아픈 곳에 기운이 잘 통한다고 생각한다. 호흡을 6번 한다.

◐ 양생호골산養生虎骨散

當歸(1냥) 赤芍(1냥) 川續斷(1냥) 白朮(1냥) 藁本(1냥) 虎骨(1냥) 烏梢蛇肉(먹구렁이 고기 반냥) 이상의 약재를 가루로 내서, 매번 2전씩 따뜻한 술과 함께 복용한다.

【14】 설도광薛道光의 발바닥을 마찰하는 법

◐ 원기元氣를 기름

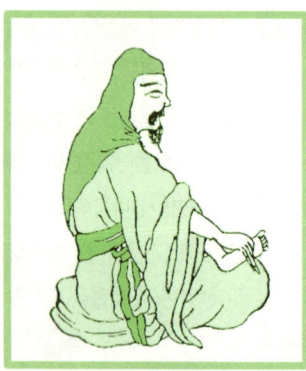

단정하게 앉는다. 왼손으로 왼쪽 발의 발가락을 잡고, 오른손으로는 왼쪽 발의 발바닥을 문질러 열을 내며, 24번을 호흡한다. 오른손으로 오른쪽 발의 발가락을 잡고, 왼손으로는 오른쪽발의 발바닥을 문질러 열을 내며, 24번을 호흡한다.

◐ 구학이선고龜鶴二仙膏

鹿角(10근) 龜版(5근) 枸杞子(30냥) 人蔘(15냥)

옹기그릇에 기름을 볶듯이 볶은 다음 술에 타서 마시되, 2전~4전을 빈속에 복용한다.

【15】 갈선옹葛仙翁의 가슴을 여는 법

◐ 가슴이 막혀 번민됨을 치유함

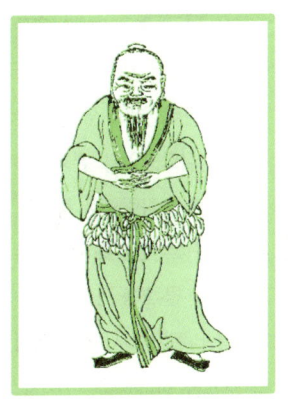

발로 팔자八字를 그리며 선다. 두 손을 서로 깍지껴서 가슴에 손바닥을 댄다. 손바닥으로 가슴을 위아래로 수없이 왕래하면서 문지른다. 24번 호흡한다.

또 깍지낀 채로 힘을 주어 가슴을 누르면서 손을 왼쪽 가슴으로 옮기게 한다. 머리는 힘써 오른쪽으로 향하게 하고 눈은 몸안쪽을 보려고 힘쓴다. 이 상태에서 9번을 호흡한다.

손과 머리의 방향을 바꾸어서 마찬가지 요령으로 동작과 호흡을 한다.

◐ 관중산寬中散

枳實(볶음) 桔梗 茯苓 半夏 陳皮 厚樸 香附子 砂仁

이상을 똑같은 양으로 생강과 함께 물에 끓여 복용한다.

【16】 왕옥양王玉陽의 통증을 없애는 법

◐ 환절기를 맞아 온 몸에 두루 나타나는 통증을 다스림

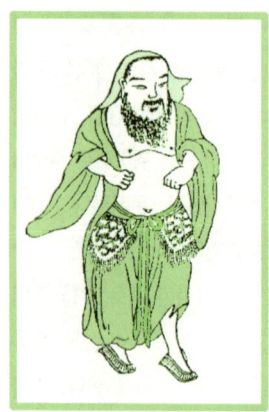

몸을 바로 펴고 선다. 왼쪽 다리를 앞으로 내밀고 오른쪽 다리를 뒤로 한다. 두 손으로 주먹을 쥐되, 엄지 손가락을 나머지 네 손가락으로 감싼다. 주먹을 쥔 손으로 배(肚)를 문지르면서, 호흡을 24번 한다. 다리를 바꿔서 역시 같은 동작과 호흡을 한다.

◐ 인삼순기산人蔘順氣散

川芎(중간) 桔梗(중간) 白芷(중간) 陳皮(많이) 枳實(많이) 甘草(많이) 麻黃(중간) 烏藥(많이) 人蔘(중간) 羌活(많이)

이상의 약재를 물에 끓여 복용한다.

【17】 마고麻姑의 병을 고치는 법

● 기맥이 통하지 않는 증세를 치유한다

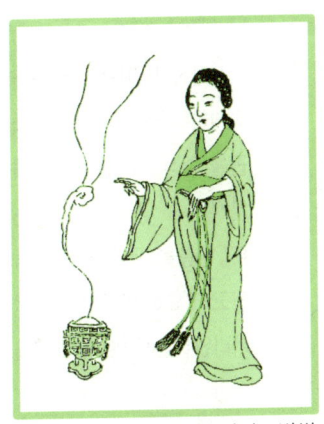

몸 왼쪽의 기맥이 통하지 않을 때는, 오른손을 움직이면서 마음속으로는 왼쪽으로 기가 통한다고 생각을 한다.

몸 오른쪽의 기맥이 통하지 않을 때는, 왼손을 움직이면서 마음속으로는 오른쪽으로 기가 통한다고 생각을 한다. 각기 5번씩 호흡을 한다.

● 목향유기음 木香流氣飮

半夏 青皮 甘草 莪朮 檳榔 香附子 草果 白芷 木瓜 人蔘 木通 藿香 丁香 陳皮 紫蘇 肉桂 厚樸 木香 麥冬 白朮 菖蒲 大腹皮 赤茯苓

이상의 약재에 생강 3조각 대추 1개(枚)를 함께 넣고 달여서 복용한다.

【18】 장과노의 열을 조절하는 비법

◐ 삼초의 피에 열이 나서, 위로 올라가 눈을 어둡게 하는 것을 치유함

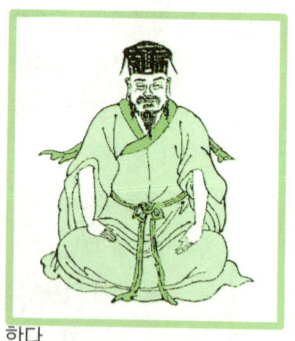

정좌하고 앉는다. 두 손을 마찰하여 열을 낸 후에, 배꼽을 중심으로 원을 그리며 문지른다. 다음 동작으로는 두 무릎을 문지른다. 입을 닫고 고요히 앉아서, 마음을 가라앉히면서 9번 호흡을 한다.

◐ 국화산菊花散

羌活 木賊 黃連 川芎 荊芥 防風 當歸 白芍藥 甘草 黃芩 甘菊花 蔓荊子

이상의 약재를 양을 똑같이 해서 물에 달인 다음, 식후에 복용한다.

【19】진자득陳自得의 잠을 잘 때 수련하는 법

◐ 한기寒氣에 다치는 것을 치유함

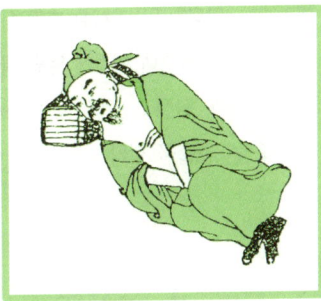

모로 눕는다. 양다리를 구부려 올린후 주먹을 쥔 손을 사타구니 안으로 넣는다. 주먹을 서로 마찰하여 뜨겁게 열이 난 후에, 손을 펴서 성기와 불알을 잡고 24번을 호흡한다.

◐ 강활여효산羌活如效散

羌活(많이) 獨活(많이) 白芷(중간) 陳皮(중간) 紫蘇(중간) 山査(중간) 草果(중간) 防風(많이) 乾葛(중간) 半夏(중간) 甘草(중간) 蒼朮(중간) 柴胡(중간) 黃芩(중간) 川芎(중간)

이상의 약재에 생강 3조각과 파(葱) 3뿌리를 넣어서 물에 달인 다음, 뜨거울 때 복용하고 땀을 낸다.

【20】 석행림石杏林의 단전丹田을 데우는 법

◐ 소장의 기운이 냉해져서 아픈 것을 치유함

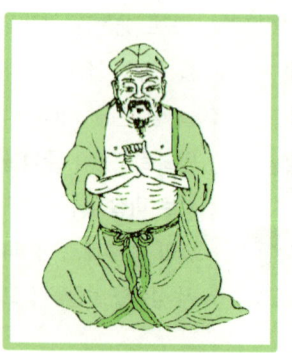

단정히 앉는다. 두 손을 서로 마찰하여 뜨겁게 열을 낸 후에 단전에 갖다 댄다. 49번 호흡을 한다.

◐ 가미오령산加味五苓散

猪苓 澤瀉 白朮 茯苓 官桂 茴香 檳榔 木通 金鈴子 橘核仁

이상의 약재를 물에 달여서 복용한다.

【21】 한상자韓湘子의 사람을 살리려는 지극정성 법

◐ 허리가 굽고 머리가 흔들리는 현상을 치유함

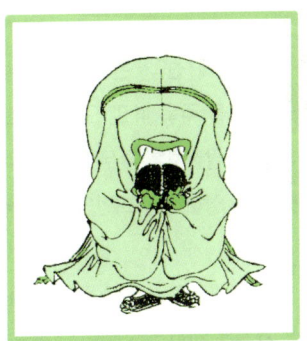

똑바로 선다. 머리를 앞으로 깊이 숙여, 마치 깊숙히 인사를 드리는 것 같이 한다. 손이 발끝에 닿도록 하고, 호흡을 24번 한다.

◐ 서경탕舒經湯

羌活(1냥) 防己(1냥) 白朮(1냥) 當歸(1냥) 白芍藥(1냥) 片子姜黃(1냥) 甘草(1냥) 海桐皮(1냥)

이상의 약재를 3전씩 넣고, 생강 10조각과 함께 달여서 복용한다.

【22】소영녀昭靈女의 병을 치료하는 법

◐ 찬기운이 스며들어 손발에 감각이 없게되는 증세를 치유함

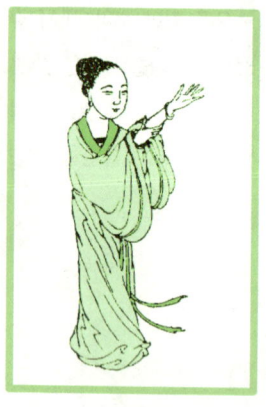

바르게 선다. 왼손의 손가락과 팔을 주욱 펴고, 오른손으로 왼쪽 팔꿈치를 주무른다. 주무르는 상태에서 24번의 호흡을 한다.

팔을 바꾸어서 같은 동작과 호흡을 한다.

◐ 방풍천마산防風天麻散

天麻(2냥) 防風(2냥) 甘草(2냥) 川芎(2냥) 羌活(2냥) 當歸(2냥) 白芷(2냥) 滑石(2냥) 草烏頭(5전) 白附子(5전) 荊芥穗(5전)

이상의 약재를 가루로 낸다. 잘익은 술과 꿀을 조금 넣은 조약調藥을 반전 정도 섞어서 모두 1전을 만든 다음에, 맛을 보며 먹으면 마비증세가 조금씩 차도가 있게 된다.

【23】여순양呂純陽의 임맥任脈 비법

◐ 모든 병에 다 좋다

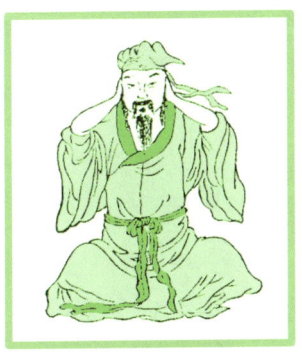

단정하게 앉는다. 양 손으로 눈과 귀의 언저리에 있는 여러 혈점을 9차례에 걸쳐 주무른다. 한 차례 누를 때 마다 호흡을 9번 한다.

또 두 손을 합해 왼쪽 무릎을 주무르면서 14번 호흡을 하고, 다시 오른쪽 무릎을 주무르면서 14번 호흡을 한다.

◐ 모든 병에 쓰는 간단한 처방

위령선咸靈仙 뿌리를 공복에 복용하면, 여름에는 전염병瘟疫에 걸리지 않고 가을에는 학질이나 이질痢疾에 걸리지 않는 등 모든 병에 다 좋다. 특히 12경락에 모두 관계하여 담 풍 습 등으로 인한 질병을 막아준다.

또 위령선을 쓸 때는 겨울에 채취하는 것이 가장 좋다. 병·

정·무·기丙丁戊己의 날을 택해서 채취하여 그늘에서 말린 다음, 절구에 찧어서 가루로 내어 따뜻한 술과 함께 2전씩 복용한다. 차茶茗를 금하고, 물소리가 들리지 않는 곳에서 채취하는 것이 좋다.

【24】 진희이陳希夷의 누운 소가 달을 바라보는 형태의 비법

● 몽정 또는 남녀관계를 통해서 사정을 하려고 할 때, 사정이 안되게 하는 방법

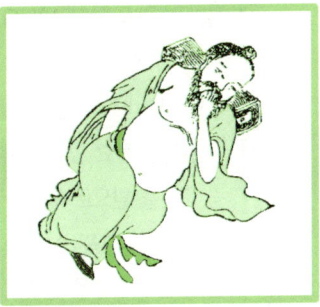

왼손의 가운데 손가락으로 오른쪽 콧구멍의 아랫쪽(잇몸의 위)을 누른다. 동시에 오른손으로는 미려혈(尾閭穴: 꼬리뼈 끝과 항문의 중간)을 누른다. 이런 상태에서 6번을 호흡한다.

● 신궁탕神芎湯

人蔘 枸杞子 升麻 川芎 遠志 黃芪 甘草 歸身 杜仲(볶음) 白朮 地骨皮 破故紙(볶음)

이상의 약재를 똑같은 양으로 넣고, 생강 1조각과 연의 열매(蓮子)에서 심을 뺀 것 7개와 함께 물에 달여서 복용한다.

【25】 부우제군孚佑帝君의 칼을 빼는 형세의 비법

◐ 심장의 모든 통증을 치유함

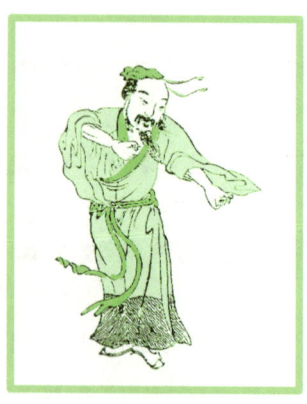

왼발을 앞으로 하고 오른발을 왼발과 직각이 되도록 'ㄱ'자 형으로 발을 모으면서 바르게 선다. 마치 칼집을 들고 있는 것처럼 왼손을 앞으로 내민다. 오른손으로 왼쪽 손에 있는 칼집에서 칼을 뽑듯이 타원을 그리면서, 고개와 눈은 왼쪽을 바라본다. 이 자세에서 호흡을 9번 한다.

마찬가지로 오른발을 앞으로 하고 왼발을 오른발과 직각이 되도록 'ㄱ'자 형으로 발을 모으면서 바르게 선다. 마치 칼집을 들고 있는 것처럼 오른손을 앞으로 내민다. 왼손으로 오른쪽 손에 있는 칼집에서 칼을 뽑듯이 타원을 그리면서, 고개와 눈은 오른쪽을 바라본다. 이 자세에서 호흡을 9번 한다.

● 낙잔탕落盞湯

玄胡索(6푼) 五靈脂(태운 나머지를 6푼) 建蔲仁(6푼) 良薑(일전) 石菖蒲(1전) 厚樸(1전) 陳皮(1전) 藿香(1전) 枳實(6푼) 蘇梗(6푼)

이상의 약재를 물에 달여서 복용한다.

【26】서신조徐神祖의 목을 돌리는 비법

◐ 머리와 얼굴 및 등 어깨 등의 피부병을 치유함

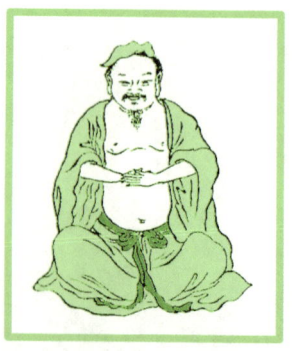

단정하게 앉는다. 두 손을 포개어서 심장의 아랫부분을 문지른다. 목을 왼쪽으로 돌리면서 입으로는 '가呵' 또는 '취吹'라는 입모양을 하면서 숨을 내쉬고 코로 숨을 들이쉬기를 24번 한다. 이때 숨소리가 자신의 귀에도 들리지 않을 정도로 미미하고도 천천히 해야 한다.

다시 심장의 아랫부분을 문지른 후, 목을 오른쪽으로 돌리면서, 역시 같은 내용으로 24번을 호흡한다.

◐ 청열승습탕淸熱勝濕湯

黃栢(소금물에 버무려서 볶은 것 1전) 羌活(1전) 澤瀉(1전) 蒼朮(조제한 것 1전) 杜仲(볶은 것 1전) 白芍藥(술에 볶은 것 1전) 木瓜(1전) 威靈仙(1전) 陳皮(1전) 甘草(5푼) 牛膝(8푼)

이상의 약재에 생강 3조각을 넣고 물에 달여서 복용한다.

【27】 이야박李埜樸의 어린아이가 절을 하는 형태의 비법

◐ 머리와 얼굴 및 등 어깨 등의 피부병을 치유함

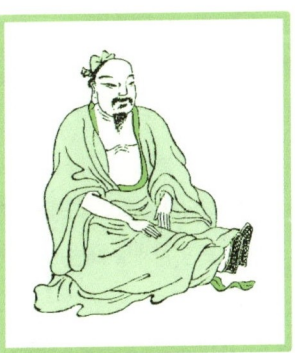

바닥에 두 다리를 곧바로 펴고 앉는다. 두 손으로 각 넓적다리를 문지르되, 무릎에서 시작해서 몸쪽으로 쓸어 당기듯이 한다. 이런 상태에서 12번 호흡을 한다.

◐ 강활백지탕羌活白芷湯

柴胡 茯苓 防風 荊芥 黃連 澤瀉 當歸 白朮 蔓荊子 石羔 蒼朮 辛夷 生地黃 川芎 藁本 甘草 白芷 羌活 黃芩 細辛 芍藥

이상의 약재를 똑같은 양으로 쓰고, 생강과 함께 물에 달여서 복용한다.

【28】조국구曹國舅의 신을 벗는 자세의 비법

● 발부터 허벅지를 거쳐 배에 이르기 까지의 통증을 치유함

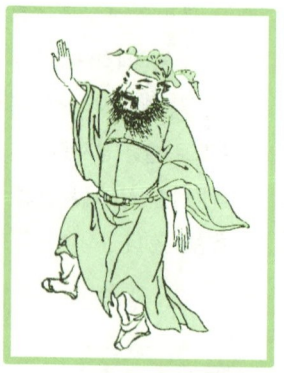

바르게 선다. 오른손으로 담벽을 잡듯이 하고, 왼손은 아래로 늘어뜨린다. 오른쪽 발을 앞으로 들어 허공을 밟는 듯한 자세로 16번 호흡을 한다.

왼손으로 담벽을 잡듯이 하고, 오른손은 아래로 늘어뜨린다. 왼쪽 발을 앞으로 들어 허공을 밟는 듯한 자세로 16번 호흡을 한다.

● 강활국월탕羌活鞠越湯

羌活(1전) 川芎(1전) 蒼朮(볶은 것 1전) 白朮(1전) 南星(조제한 것 1전) 當歸(1전) 神麯(1전) 砂仁(8푼) 桂枝(8푼) 防己(8푼) 木通(8푼)

이상의 약재를 생강 3조각과 함께 물에 달여서 복용한다.

【29】 조선고曹仙姑의 태극(심장과 신장)을 살피는 자세의 비법

◐ 눈다락지 등 눈의 병을 치유함

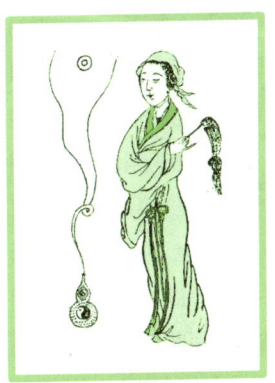

혀로 입천장을 휘저어 자극하고 눈으로는 코끝을 본다. 심장의 불이 발바닥의 용천혈湧泉穴로 내려가고, 신장의 물은 위로 뒷목까지 올라간다는 생각을 가진다. 이러한 내용의 수련을 세번하는데, 매번 36번 호흡을 하면서 진행한다.

◐ 명목유기음明目流氣飮

當歸(1전) 白芍(1전) 生地黃(1전) 龍膽草(1전) 柴胡(1전) 黃連(1전) 梔子(1전) 丹皮(1전) 大黃(2전. 술에 삶아서 햇볕에 말린 것, 또는 삶았다가 햇볕에 말리기를 21차례 한 것이 좋다) 이상의 약재를 물에 달여서 복용한다.

【30】 윤청화尹清和의 자면서 수련하는 법

◐ 비장과 위장이 허약해서 음식을 소화시키지 못함을 치유

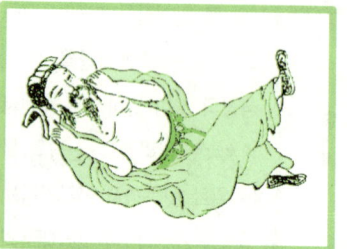

천장을 보고 눕는다. 왼쪽 다리를 살짝 굽혀서 세우고, 오른쪽 다리를 주욱 펴서 왼쪽 다리 위에 올려놓는다. 왼손은 왼쪽 어깨에서 배까지를, 그리고 오른손은 오른쪽 어깨에서 배까지를 왕복하면서 문지른다. 한번 왕복할 때마다 6번의 호흡을 한다. 이상의 동작과 호흡을 발을 바꾼 자세에서 다시 실시한다.

◐ 건비방健脾方

白朮(흙그릇에 볶은 것 1냥) 枳實(볶은 것 1냥) 陳皮(1냥) 麥芽(볶은 것 1냥) 神麯(볶은 것 1냥) 山藥(1냥) 茯苓(1냥) 蒼朮(볶은 것 1냥) 厚樸(8전을 조제함) 木香(5전)

이상의 약재를 쌀가루로 만든 풀을 사용해 환을 만든다. 매번 60~70환을 숭늉과 같이 복용한다.

【31】 손현허孫玄虛의 검은 용이 손톱을 들어내는 형세

◐ 허리와 허벅지의 통증을 치유함

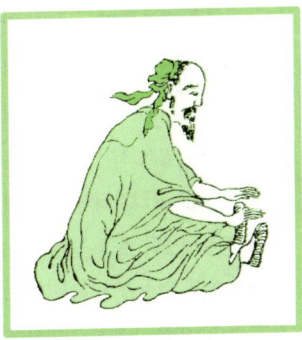

땅바닥에 다리를 펴고 앉는다. 왼손으로는 왼쪽 발바닥의 중앙(湧泉穴)을 잡고 오른손으로는 오른쪽 발바닥의 중앙을 잡은 후, 발을 몸쪽으로 당겼다 늦추었다를 7차례 하고, 19번 호흡을 한다.

◐ 우슬주牛膝酒

地骨皮(2냥) 五加皮(2냥) 蔥菝(볶은 것 2냥) 川芎(2냥) 牛膝(2냥) 甘草(3냥) 生地黃(3냥) 海桐皮(1냥반) 羌活(1냥) 杜仲(볶은 것 2냥) 좋은 술을 만들듯이 삶아서 숙성시키는 방법으로 한다. 매번 1~2잔씩 복용하기를 하루에 3~4차례 하여, 항상 술기운이 떨어지지 않도록 한다.

【32】 고상선高象先의 봉황이 나는 자세

◐ 허리와 허벅지의 통증을 치유함

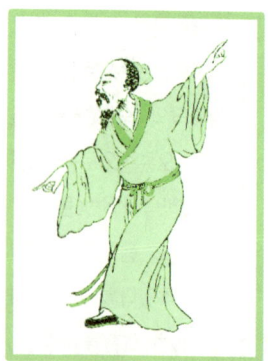

몸으로 춤추듯이 허리를 약간 수그리며 선다. 두번째 손가락만 펴고 나머지는 달걀을 쥐듯이 둥그렇게 잡는다. 왼손은 몸 뒷쪽을 가리키되 손의 위치를 정수리보다 조금 높게 하고, 오른손은 왼손과 일직선이 되도록 몸 앞쪽 아래를 가리킨다. 코로 3~4번으로 나누어 숨을 내쉬면서, 왼쪽 발을 앞으로 하고 오른쪽 발끝을 그 뒤꿈치에 붙인다. 이런 자세에서 10번을 호흡한다. 왼쪽과 오른쪽의 손과 발을 바꿔서 앞과 같은 동작과 호흡을 한다.

◐ 유기음流氣飮

羌活 蒼朮 川芎 當歸 香附子 白芍藥 陳皮 半夏 木香 枳實 木通 甘草 檳榔 紫蘇

이상의 약재를 똑같은 양으로 넣고 물에 달여 복용한다.

【33】부원허傅元虛의 정수리를 감싸는 비법

◐ 머리가 어지러움을 치유

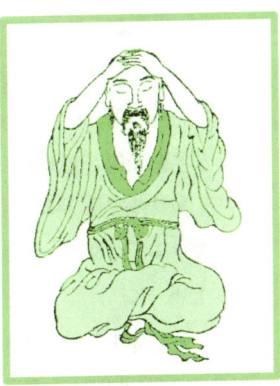

단정히 앉아서 두 손을 서로 비벼 열을 낸다. 뜨거워진 두 손을 깍지껴서 손바닥으로 정수리를 감싼다. 눈을 감고 정신을 집중한다. 3~4차례 '가呵' 또는 '취吹'라는 입모양을 하면서 숨을 내쉬고 코로 들이쉬되, 기운이 정수리까지 올라간다고 생각한다. 이 동작을 다시 한번 반복한 뒤에, 고요한 상태에서 코로 17번을 호흡한다.

◐ 대황탕大黃湯

비단 무늬가 있는 대황大黃으로 술을 빚되, 7차례 쪄서 가루로 만든다. 차(茶)와 함께 3전씩 복용하면 즉시 효험이 있다.

【34】이홍제李弘濟의 달을 완미하는 자세

◐ 기운과 피를 조화롭게 한다.

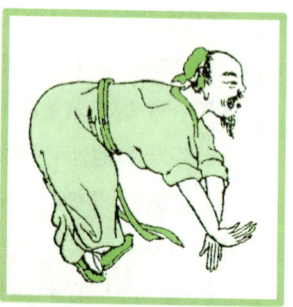

몸을 아래로 구부려서 손과 발로 바닥을 짚는다. 왼손과 왼발을 떼어서 오른손과 오른발 보다 오른쪽으로 가게 'ㅈ'자형으로 둔다. 눈은 정면을 응시하면서 호흡을 12번 한다.

다시 두손과 두발로 바닥을 짚는 자세로 돌아갔다가, 이번에는 반대로 오른손과 오른발을 떼어서 왼손과 왼발 보다 왼쪽으로 가게 둔다. 호흡을 12번 한다.

◐ 화기양혈탕和氣養血湯

紫蘇莖葉(1전) 羌活(1전) 半夏(8푼) 青皮(8푼) 陳皮(8푼) 桑白皮(8푼) 大腹皮(7푼) 木通(8푼) 赤芍藥(1전) 甘草(5푼) 當歸(1전) 肉桂(3푼) 赤茯苓(8푼)

이상의 약재를 물에 달여 복용한다.

【35】 철괴선鐵拐仙의 지팡이에 기대는 비법

◐ 허리와 등의 통증을 치유함

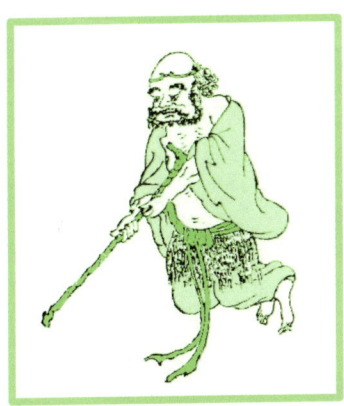

지팡이에 몸의 중심을 싣고 짚되, 두 손바닥이 모두 앞을 향하도록 쥔다. 또 지팡이의 끝이 왼쪽 옆구리에 닿도록 한다. 이러한 자세에서 108번을 호흡한다. 입안에 고인 침을 세번에 나누어서 삼킨다. 다음에 무릎을 꿇은 상태에서 역시 지팡이를 앞으로 해서 기댄다. 무릎걸음으로 5~6번을 앞으로 간다.

그 다음에는 지팡이의 끝이 오른쪽 옆구리에 닿도록 해서 같은 동작과 호흡을 한다.

◐ 당귀치통법當歸治痛法

羌活 甘草(5전을 구움) 黃芩(5전을 술에 잼) 茵陳(5전을 술에

볶음) 人蔘(2전) 升麻(2전) 苦蔘(2전을 술에 씻음) 葛根(2전) 蒼朮(2전) 防風(3전) 歸身(3전) 知母(3전을 술에 씻음) 茯苓(3전) 澤瀉(3전) 猪苓(3전)

매번 8전씩 물에 달여서 수시로 복용한다.

【36】옥진산인玉眞山人의 신당腎堂을 다스리는 비법

● 허벅지의 통증을 다스림

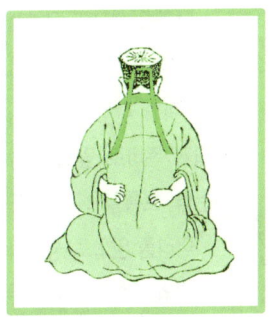

단정하게 앉는다. 두 손으로 주먹을 쥐고 서로 마찰을 하여 열을 낸다. 뜨거워진 주먹을 뒤로 해서 허리에 있는 정문精門을 마찰한다. 많이 할 수록 효과가 더 좋다. 한번 정문을 마찰할 때마다 24번씩 호흡을 한다.

● 해동피음海桐皮飮

海桐皮 五加皮 川獨活 枳實 防風 杜仲(볶음) 牛膝(술에 잼) 薏苡仁(볶음)

이상의 약재를 각 1냥반씩 넣어서 좋은 술에 넣고, 삶아서 화독火毒을 제거한 다음, 공복에 한번 오전에 한번씩 두번 복용한다.

【37】남채화藍采和의 검은 용의 뿔을 쥐는 자세

◐ 몸 전체의 통증을 치유함

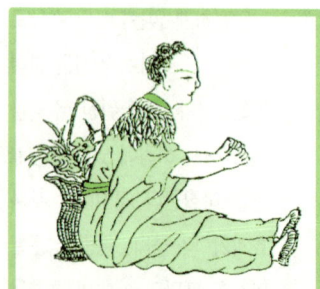

다리를 펴고 단정하게 앉는다. 두 손으로 주먹을 쥐고 다리와 평행이 되게 똑바로 앞으로 뻗는다. 호흡을 24번 한다. 머리를 앞으로 숙여서 다리와 닿게 하고, 두 손으로는 두 발끝을 잡는다. 이런 자세에서 24번을 호흡한다.

◐ 향사영피음香砂苓皮飮

茯苓皮 大腹皮 五加皮 生姜皮 桑白皮 枳實 砂仁 白虎 木香 蘿蔔子(볶음) 木通 澤瀉 猪苓

이상의 약재를 똑같은 양을 넣고 물에 달인 후, 식후 1~2시간 있다가 복용한다.

【38】유희고劉希古의 맹호가 위세를 떨치는 자세

● 흰 곱똥이 나오는 이질(白痢) 또는 붉은 곱똥이 나오는 이질(赤痢)을 치유함

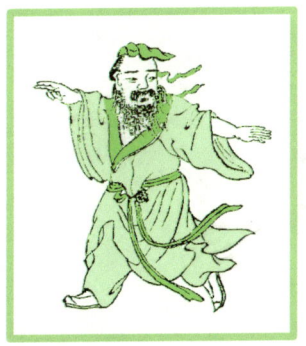

한 손바닥을 땅으로 향하게 하여 앞으로 뻗고 다른 손바닥은 하늘로 향하게 하여 뒤로 뻗는다. 발은 손과 반대되게 앞뒤로 놓는다. 즉 왼손이 앞에 있을 때는 오른발이 앞서고, 오른손이 앞에 있을 때는 왼발이 앞선다.

팔을 이렇게 앞뒤로 뻗은 채 게걸음하듯이 옆으로 걸어가는데, 흰 곱똥이 나오는 이질이면 왼쪽으로 가고, 붉은 곱똥이 나오는 이질이면 오른쪽으로 걸어간다. 이때 두발을 모두 왼쪽 또는 오른쪽으로 옮겼을 때, 손의 앞과 뒤를 바꾸고, 호흡을 9번 한 다음에 다시 발을 뗀다.

백작약탕 白芍藥湯

白芍藥(1전) 當歸(1전) 大黃(2전) 木香(5푼) 黃連(1전) 黃柏(8푼) 檳榔(8푼) 甘草(7푼)

이상을 한 단위로 해서 물에 달여 복용한다.

【39】손불이孫不二의 할머니가 깃발을 흔드는 자세

● 흰 곱똥이 나오는 이질 또는 붉은 곱똥이 나오는 이질을 치유함

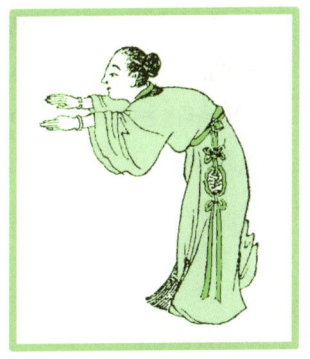

몸을 앞으로 굽히고 두 손을 앞으로 주욱 뻗은 자세로 선다. 오른쪽 발을 살짝 들어 뒤로 향하게 하고 굽혔다 폈다를 5~6차례 한다. 24번을 호흡한다.

같은 자세로 발을 바꾸어서 하고, 역시 24번을 호흡한다.

● 진인양장탕眞人養臟湯

當歸(1전) 茯苓(1전) 白芍藥(1전) 人蔘(3푼) 木香(3푼) 白朮(1전) 肉荳蔲(6푼) 訶子(6푼) 肉桂(3푼)

이상의 약재를 물에 달여 복용한다.

【40】 상천양常天陽의 어린아이가 절을 하고 소리를 듣는 자세

◐ 심장의 통증을 치유함

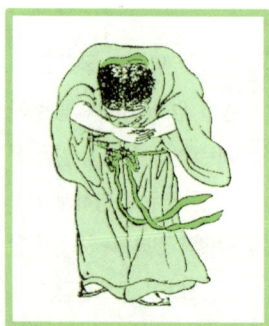

팔자로 발을 벌리고 선다. 머리를 가슴의 바로 앞까지 숙이며, 양손은 깍지껴서 배 위에 올려놓는다. 호흡을 19번 한다.

◐ 지실이진탕枳實二陳湯

半夏 陳皮 枳實 砂仁 香附子 木香 厚樸 茴香 玄胡索 草豆蔻 紫蘇莖葉

이상의 약재를 양을 똑같이 해서 넣고, 생강 3조각과 함께 물에 달여 복용한다.

[41] 동방삭東方朔의 발가락을 주무르는 법

◐ 허리 또는 아랫배가 아픈 것을 치유함

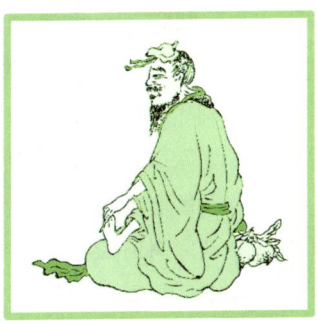

두 손으로 두 발의 엄지 발가락을 잡아 자신의 배있는 쪽으로 당겨 주무르며 5차례 호흡을 한다. 또 10발가락을 모두 두루 당기고 주무르면서 호흡하면 더욱 좋다.

◐ 회향환茴香丸

茯苓(1냥) 白朮(1냥) 山査(1냥) 枳實(8전) 大茴香(볶은 것 1냥) 吳茱萸(볶은 것 1냥) 橘核仁(볶은 것 2냥) 荔枝核(1냥)

이상의 약재를 함께 갈아서 미세한 분말을 만든 다음, 꿀과 함께 반죽해 고아서 환을 만들되, 1환의 무게가 1전 5푼이 되도록 한다. 공복에 이로 잘게 부수어 생강 끓인 물과 함께 복용한다.

【42】 팽조彭祖의 눈을 밝게 하는 비법

눈을 밝게한다

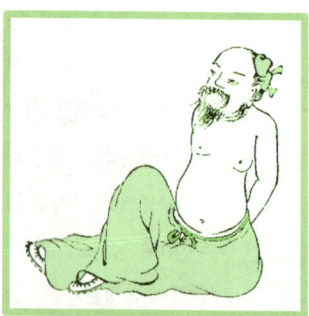

땅바닥에 엉덩이를 깔고 앉는다. 두 손을 뒤로 해서 등에 대고, 머리를 왼쪽으로 굽혀서 오른쪽 목을 편다. 왼쪽 다리는 주욱 펴고, 오른쪽 무릎은 구부려서 그 발로 왼쪽 다리의 정강이를 누른다. 5번의 호흡을 통해 폐에 있는 풍사를 몰아낸다. 이렇게 오랫동안 수련을 하면, 밤에도 낮에 보는 것 같이 눈이 밝아진다.

또 새벽에 닭이 울 때 두 손을 서로 마찰하여 열을 내서는, 두 눈을 덮어 누른다. 이렇게 3번을 하고, 손가락으로 좌우의 눈초리를 마찰하며 눈을 닦으면 신비스런 광채가 난다.

명목지황환明目地黃丸

生地黃(4냥을 술에 씻음) 熟地黃(4냥) 知母(2냥을 짠물에 볶음) 黃柏(2냥을 술을 넣어 볶음) 兎絲子(2냥을 술에 잼) 獨活(2냥) 甘枸杞(3냥) 川牛膝(3냥을 술에 씻음) 沙苑蒺藜

 이상의 약재를 가루로 만든 다음 꿀을 사용해 환을 만들되, 오동나무씨 보다 크게 만든다. 매번 80환을 복용하는데, 여름에는 묽은 소금물을 데워서 복용하고, 다른 계절에는 술과 함께 복용한다.

제 6장. 몸을 튼튼하게 하는 경문

경을 외는 자는 몸을 경건하게 하고 정성을 다해 기운을 안정시키며, 어금니를 세 번 부딪친 후, 낭랑하고 삼가는 음성으로 아래의 주문을 외우면 자연히 오장육부가 튼튼해져 건강하게 될 것이다.

① 천부경	253
② 행신문과 묘신문	254
③ 동성상응과 부대인자	256
④ 자천우지	258
⑤ 신도태을경	259
⑥ 북두주와 삼관보호경	262
⑦ 해인경	264

[1] 천부경 天符經

一始無始一 析三極 無盡本
일시무시일 석삼극 무진본

天一一 地一二 人一三
천일일 지일이 인일삼

一積十鉅无匱化三
일적십거무궤화삼

天二三 地二三 人二三
천이삼 지이삼 인이삼

大三合六 生七八九 運三四 成環五七
대삼합육 생칠팔구 운삼사 성환오칠

一妙衍萬往萬來 用變不動本
일묘연만왕만래 용변부동본

本心本 太陽昻明
본심본 태양앙명

人中天地一 一終無終一
인중천지일 일종무종일

[2] 행신문과 묘신문

◆ 행신문行神文

天一 地二 天三 地四 天五 地六 天七
천일 지이 천삼 지사 천오 지육 천칠

地八 天九 地十이니 **天數 五**오 **地數 五**니
지팔 천구 지십　　　천수 오　　지수 오

五位相得하며 **而各有合**하니
오위상득　　　　이각유합

天數 二十有五오 **地數 三十**이라
천수 이십유오　　지수 삼십

凡天地之數 五十有五니
범천지지수 오십유오

此 所以成變化하며 **而行鬼神也**라.
차 소이성변화　　　이행귀신야

◆ **묘신문** 妙神文

神也者는 妙萬物而爲言者也니
신야자　묘만물이위언자야

動萬物者 莫疾乎雷하고
동만물자　막질호뢰

撓萬物者 莫疾乎風하고
요만물자　막질호풍

燥萬物者 莫熯乎火하고
조만물자　막한호화

說萬物者 莫說乎澤하고
열만물자　막열호택

潤萬物者 莫潤乎水하고
윤만물자　막윤호수

終萬物始萬物者 莫盛乎艮하니
종만물시만물자　막성호간

故로 水火 相逮하며 雷風이 不相悖하며
고　수화 상체　　뇌풍　　불상패

山澤이 通氣然後에야 能變化하야
산택　통기연후　　　능변화

旣成萬物也하니라.
기성만물야

255

【3】 동성상응과 부대인자

> 주역의 건문언전에 나오는 글로, 하늘의 명에 순응하고 성실히 노력하고자 할 때 외우면 효험이 있다.

◆ 동성상응同聲相應

九五日 飛龍在天利見大人은 何謂也오
구오왈 비룡재천이견대인 하위야

子日 同聲相應하며 同氣相求하야
자왈 동성상응 동기상구

水流濕하며 火就燥하며 雲從龍하며
수류습 화취조 운종룡

風從虎라 聖人이 作而萬物이 覩하나니
풍종호 성인 작이만물 도

本乎天者는 親上하고
본호천자 친상

本乎地者는 親下하나니
본호지자 친하

則各從其類也니라.
즉 각 종 기 류 야

◆ 부대인자 夫大人者

夫大人者는 與天地合其德하며
부대인자   여천지합기덕

與日月合其明하며
여일월합기명

與四時合其序하며 與鬼神合其吉凶하야
여사시합기서   여귀신합기길흉

先天而天弗違하며 後天而奉天時하나니
선천이천불위   후천이봉천시

天且弗違온 而況於人乎며 況於鬼神乎여.
천차불위   이황어인호   황어귀신호

【4】 자천우지 自天祐之

하늘의 명에 순응하며 마음을 가라앉히고 싶을 때 외우면 효험이 있는 주역 계사전의 글이다.

易曰 自天祐之라 吉无不利라하니
역왈 자천우지 길무불리

子曰祐者는 助也오 天地所助者 順也요
자왈우자 조야 천지소조자 순야

人之所助者 信也니
인지소조자 신야

履信思乎順하고 又以尙賢也라
이신사호순 우이상현야

是以自天祐之吉无不利也니라
시이자천우지길무불리야

[5] 신도태을경 神道太乙經

- 도를 통하고 싶거나 하늘의 보호를 받고 싶을 때 외우면 효험을 보는 경문이다. 북극성을 중심으로 28수가 동서남북 36부部의 하늘을 원형이정元亨利貞의 순차에 따라 나누어 다스리는 형상을 그리고 있다.

神聖大帝太乙玄叟
신성대제태을현수

於我降說 範圍靈極 咸拱太上 渾包一心
어아강설 범위영극 함공태상 혼포일심

立紀正中 由造位分 恭敬太上之貴神
입기정중 유조위분 공경태상지귀신

是故我今禮慈悲
시고아금례자비

元亨利貞 四大天神 三十六部 日月星辰
원형이정 사대천신 삼십육부 일월성신

上中下界 六途群生 悉聚圓滿 令我化仙
상중하계 육도군생 실취원만 영아화선

몸을 튼튼하게 하는 경문

日靑琉璃淨界 箕尾心房氐亢角 星君
왈청유리정계 기미심방저항각 성군

拾得童子 寒山童子 眞宗王 主世也
습득동자 한산동자 진종왕 주세야

日赤琉璃淨界 軫翼張星柳鬼井 星君
왈적유리정계 진익장성류귀정 성군

婆羅門女 婆羅樹密女 眞正王 主世也
바라문녀 바라수밀녀 진정왕 주세야

日白琉璃淨界 參觜畢昴胃婁奎 星君
왈백유리정계 삼자필묘위루규 성군

婆羅樹大王 安樂國民 御覽聖女 主世也
바라수대왕 안락국민 어람성녀 주세야

日黑琉璃淨界 壁室危虛女牛斗 星君
왈흑유리정계 벽실위허여우두 성군

善願長子 眞應善女 悉達太子 主世也
선원장자 진응선녀 실달태자 주세야

日黃琉璃淨界 无上玉淸皇 統天 三十六
왈황유리정계 무상옥청황 통천 삼십륙

遺我妙萬法 往登毗盧境 生來解此心
유아묘만법 왕등비로경 생래해차심

誦明太乙經惠我說汝
송명태을경혜아설여

宿星之神 昭昭之靈 與我通神
수성지신 소소지령 여아통신

唵 急急如律令 娑婆呵吽
옴 급급여율령 사바하훔

唵 麻森那羅帝 婆羅婆羅
옴 마삼나라제 바라바라

唵 急急如律令 娑婆呵吽
옴 급급여율령 사바하훔

- '수성지신'의 '宿'는 28수 중 그날에 해당하는 별을 넣어 읽는다. 서점에서 28수가 나와 있는 만세력이나 생활민력을 구입하여 적용하면 된다. 혹은 대유학당 홈페이지 자료실의 주역만세력을 활용해도 좋다.

【6】 북두주와 삼관보호경

- 북두성에 생명을 연장시키는 방술과 주문이 있어서, 중국의 삼국시대에 이미 제갈공명이 북두성에 생명을 빌었다는 기록이 있다. 생명과 복덕을 주며 재난을 멸한다는 주문 중에 대표적인 것 둘을 소개하면 다음과 같다.

◆ 북두주北斗呪

北斗九辰 中有七神 上朝金闕 下覆崑崙
북두구신 중유칠신 상조금궐 하부곤륜

調理綱紀 統制乾坤 大魁貪狼 巨門祿存
조리강기 통제건곤 대괴탐랑 거문녹존

文曲廉貞 武曲破軍 高上玉皇 紫微帝君
문곡염정 무곡파군 고상옥황 자미제군

大周法界 細入微塵 何災不滅 何福不臻
대주법계 세입미진 하재불멸 하복부진

元皇正氣 來合我身 天罡所指 晝夜常輪
원황정기 내합아신 천강소지 주야상륜

俗居小人 好道求靈 願見尊儀 永保長生
속거소인 호도구령 원현존의 영보장생

三台虛精 六淳曲生 生我養我 護我身形
삼태허정 육순곡생 생아양아 호아신형

魁酌䰢䚔䰣䰢尊帝 急急如律令娑婆訶
괴작관행필보표존제 급급여율령사바하

◆ 삼관보호경 三官寶號經

北極玄穹 紫微帝庭 泰山岱嶽 水國淸冷
북극현궁 자미제정 태산대악 수국청랭

綱維三界 統御萬靈 三元較籍 善惡攸分
강유삼계 통어만령 삼원교적 선악유분

齋戒禮誦 無願不成 消灾赦罪 請福延生
재계예송 무원불성 소재사죄 청복연생

至眞妙道 功德無邊 大悲大願 大聖大慈
지진묘도 공덕무변 대비대원 대성대자

上元一品 賜福天官 紫微大帝 中元二品
상원일품 사복천관 자미대제 중원이품

赦罪地官 靑虛大帝 下元三品 解厄水官
사죄지관 청허대제 하원삼품 해액수관

洞陰大帝 三元主宰 三百六十 感應天尊
통음대제 삼원주재 삼백육십 감응천존

女靑眞人 考較曹官
여청진인 고교조관

[7] 해인경 海印經

- 선천과 후천이 바뀔 때, 또는 큰 재앙이 목전에 있을 때 외우면 효험을 본다는 불교의 경문이다.

聖夢化領 賢亂梵光 敎道天師 玖妙亦暎
성몽화령 현인범광 교도천사 구묘역영

至心歸命禮 十方三世 帝網刹海 无盡海會
지심귀명례 시방삼세 제망찰해 무진해회

常住一切 佛陀耶衆 達摩耶衆 僧伽耶衆
상주일체 불타야중 달마야중 승가야중

惟願三寶 大慈大悲 受我頂禮 命熏加被力
유원삼보 대자대비 수아정례 명훈가피력

願共法界 諸衆生 同入彌陀 大願海
원공법계 제중생 동입미타 대원해

제 7장. 12경락과 임맥 독맥

인체에는 12경락이 있는데, 12경락은 음경과 양경으로 나뉜다. 음경은 5장을 다스리고, 양경은 6부를 다스린다. 이 12경락과 12장부가 결합해서 24경부가 되니, 인체의 24경부와 24절기가 서로 합치된다.

1 수궐음심포락경		267
2 족궐음간경		268
3 수소음심경		269
4 족소음신경		270
5 수소양삼초경		271
6 족소양담경		272
7 수태음폐경		273
8 족태음비경		274
9 수양명대장경		275
10 족양명위경		276
11 수태양소장경		277
12 족태양방광경		278
13 임맥		279
14 독맥		280

계절	절기	수련해야 할 경락	
		6기에 해당하는 경락	응하는 경락
봄	입춘	궐음 { ① 수궐음심포락경 ② 족궐음간경	수소양삼초경
	우수		
	경칩		수양명대장경
	춘분		
	청명	소음 { ③ 수소음심경 ④ 족소음신경	수태양소장경
	곡우		
여름	입하		수궐음심포락경
	소만		
	망종	소양 { ⑤ 수소양삼초경 ⑥ 족소양담경	수소음심경
	하지		
	소서		수태음폐경
	대서		
가을	입추	태음 { ⑦ 수태음폐경 ⑧ 족태음비경	족소양담경
	처서		
	백로		족양명위경
	추분		
	한로	양명 { ⑨ 수양명대장경 ⑩ 족양명위경	족태양방광경
	상강		
겨울	입동		족궐음간경
	소설		
	대설	태양 { ⑪ 수태양소장경 ⑫ 족태양방광경	족소음신경
	동지		
	소한		족태음비경
	대한	궐음	

【1】수궐음심포락경 手厥陰心包絡經

심포락은 심장을 보호하는 둘레막이며 오행상 기쁨을 형성시키는 곳이다. 따라서 심장의 피가 허하면 심포락이 자극을 받아 가슴이 두근거리고 얼굴색이 붉어지며 정신이 불안하고 가슴이 아프고 심포경락이 운행하는 겨드랑이와 팔안쪽, 팔꿈치를 비롯하여 등 부위까지 뻗친다. 가슴부위의 천지혈에서 시작하여 가운데 손가락의 중충혈에서 끝난다.

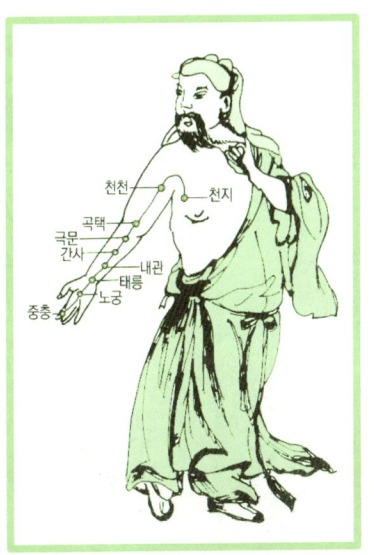

【2】 족궐음간경 足厥陰肝經

족궐음간경은 엄지발가락의 태돈혈에서 시작하여 간에 있는 기문혈에서 끝난다. 그러므로 족궐음간경에 병이 있으면, 가슴 및 옆구리가 뻐근하고 복통과 설사를 하고 구역질이 발생하며 소변이 적고 허리가 아프다.

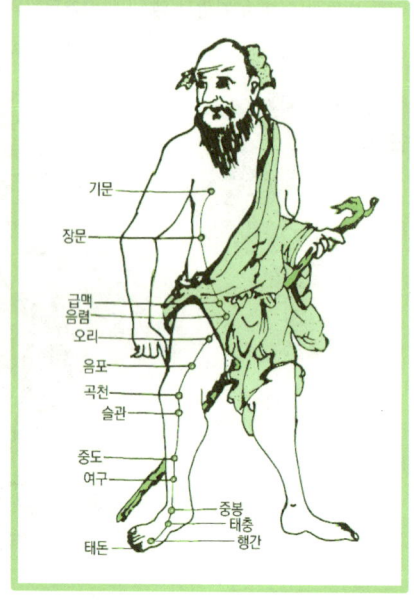

【3】 수소음심경 手少陰心經

 심경(心經)은 겨드랑이의 극천혈부터 순행하여 팔안쪽을 따라 흘러 네 번째 손가락끝의 소충혈에 끝난다. 그러므로 경맥이 좋지 않은 기운의 침습을 받으면 가슴 및 옆구리와 경맥이 흐르는 부위가 아프며, 심하면 손바닥까지 열기가 전달되어 손이 더워진다.
또한 심화心火가 위로 올라가면 진액이 소모되어 심한 갈증을 일으켜 많은 물을 마시게 된다.

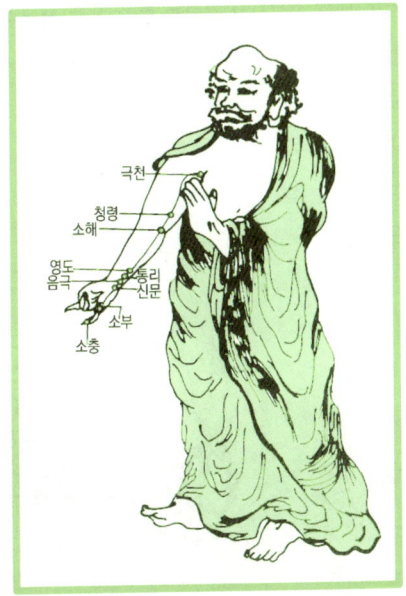

【4】족소음신경 足少陰腎經

족소음신경은 발바닥의 용천혈에서 시작하여 쇄골밑의 유부혈에서 끝난다. 신腎은 원음元陰과 원양元陽을 모두 가지고 있는데, 원양元陽이 쇠하면 얼굴이 암울하고 광택이 없으며 숨이 차고 공허해지며, 원음元陰이 허하면 가슴이 답답하고 목이 마르며 폐를 손상시켜 각혈을 한다. 또한 뒷허리와 허벅지 무릎을 주관하므로 이 부위가 아프거나 기능장애를 일으킨다.

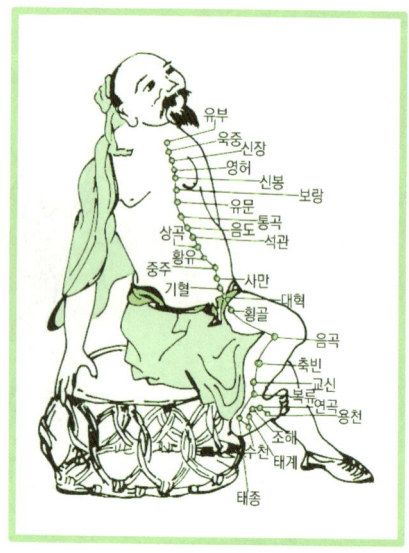

[5] 수소양삼초경 手少陽三焦經

 삼초경은 네 번째 손가락의 관충혈에서 시작하여 눈썹 끝의 사죽공혈에서 끝난다. 삼초경은 귀울림 등 귀와 관련되어 있고, 경맥이 눈자위, 뺨, 귀 뒤, 팔바깥쪽, 팔꿈치 등의 부위를 순행하기 때문에 유통이 원활하지 못하면 그 부위가 아프거나 불편하다.

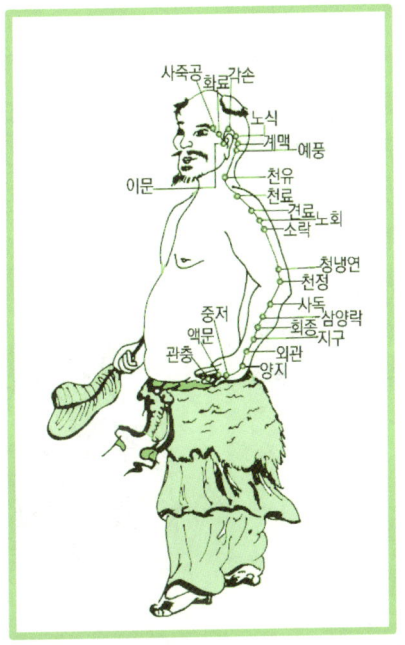

【6】 족소양담경 足少陽膽經

족소양담경은 눈의 끝자리에 있는 동자료혈에서 시작하여 네 번째 발가락 끝의 족규음혈에서 끝난다. 담경이 병이 들면 얼굴색이 어둡고 추위와 더위를 반복하여 느끼며 입이 쓰고, 가슴 및 옆구리의 통증과 편두통이 발생하고, 겨드랑이 아래가 붓고 다리와 무릎 바깥쪽, 경골부와 네 번째 다섯번째 발가락이 아프고 기능장애가 일어난다.

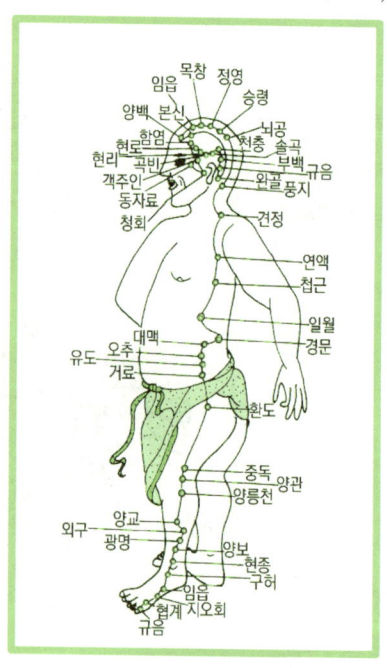

【7】 수태음폐경 手太陰肺經

폐경은 중부혈에서 시작하여 엄지손가락 끝의 소상혈에서 끝난다. 수태음폐경에 병이 생기면 가슴이 답답하고 기침과 천식이 생기며, 병이 생긴 부위는 물론 어깨와 등쪽이 아프면서 숨이 차고, 팔꿈치를 거쳐 엄지로 순행하기 때문에 이 부위가 좋지 않다. 또한 폐는 피부와 관련되므로 폐의 기운이 약하면 피부가 약해지고 땀구멍이 성글어진다.

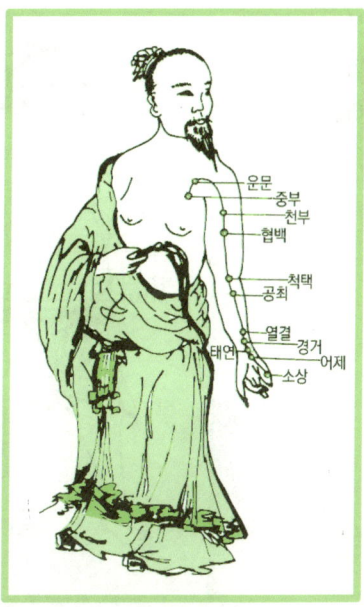

[8] 족태음비경 足太陰脾經

족태음비경은 엄지발가락의 은백혈에서 시작하여 겨드랑이 밑의 대포혈에서 끝난다. 이 부위에 병이 들면 혀가 굳어지고, 음식을 먹으면 즉시 토하고 배가 더부룩하고 소화불량에 트림과 잦은 방귀가 생기고, 몸이 무겁고 아프며 대퇴부와 오금이 붓거나 엄지발가락이 불편하다.

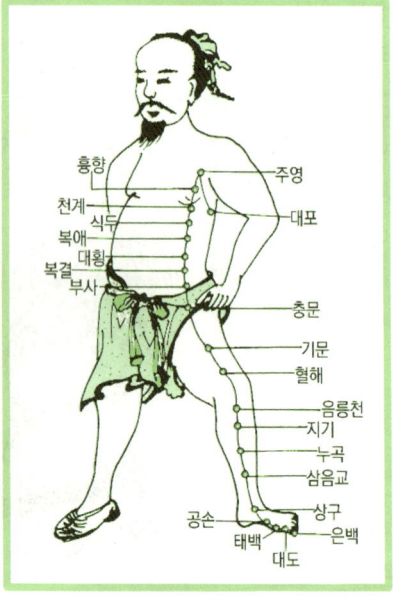

【9】 수양명대장경 手陽明大腸經

수양명대장경은 두 번째 손가락의 상양혈에서 시작하여 코 옆의 영향혈에서 끝이난다. 대장경은 어깨를 지나 목을 상행하여 치아로 들어가므로 치통 인후통 등이 생기고, 대장의 진액이 수송되지 않아 목마름과 설사 변비가 일어나고, 어깨와 팔꿈치 엄지손가락과 두번째 손가락이 아프거나 기능적 이상이 온다.

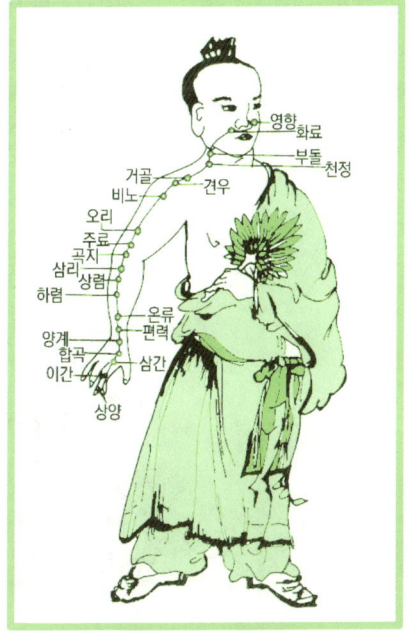

【10】 족양명위경 足陽明胃經

족양명위경은 눈밑의 승읍혈에서 시작하여 세 번째 발가락 끝의 여태혈에서 끝난다. 위경에 병이 들면 발열이 생기고 신체 앞부분이 아프고, 코가 아프거나 코피가 나고 치통이 생기고, 구안와사(얼굴이 옆으로 돌아가는 병)와 목이 붓고 사타구니와 사지의 앞쪽, 발등과 둘째 셋째 발가락이 아프다.

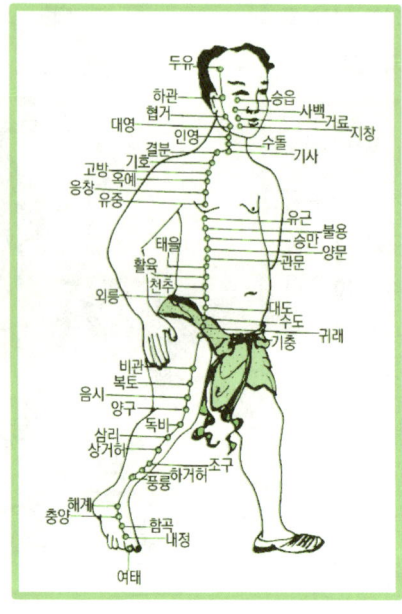

【11】 수태양소장경 手太陽小腸經

소장경은 새끼 손가락의 소택혈에서 시작하여 귀의 청궁혈에서 끝난다. 소장경은 목구멍을 순행한 후 아래로 내려가며 다른 기맥들은 목을 따라 뺨으로 순행하기 때문에 목구멍과 뺨이 아프며 목의 경직을 유발하고, 경맥이 순행하는 부위인 목 어깨 팔꿈치가 아프고 부자연스러워진다.

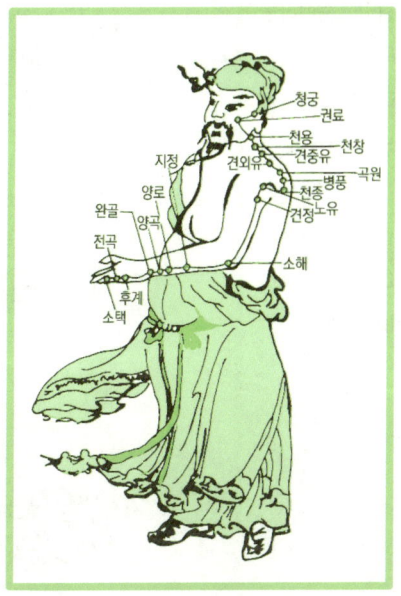

【12】 족태양방광경足太陽膀胱經

 방광경은 눈안쪽의 정명혈에서 시작하여 새끼 발가락의 지음혈에서 끝난다. 방광경이 몸 밖의 좋지 않은 기운에 의해 침입을 받으면 추웠다 더웠다 하고 코가 막히며 눈과 머리가 아프다. 또한 방광경이 순행하는 목과 등 허리 다리뒤쪽과 발뒤축 발등이 아프고, 새끼 발가락 등의 부위가 아프고 기능장애가 생긴다.

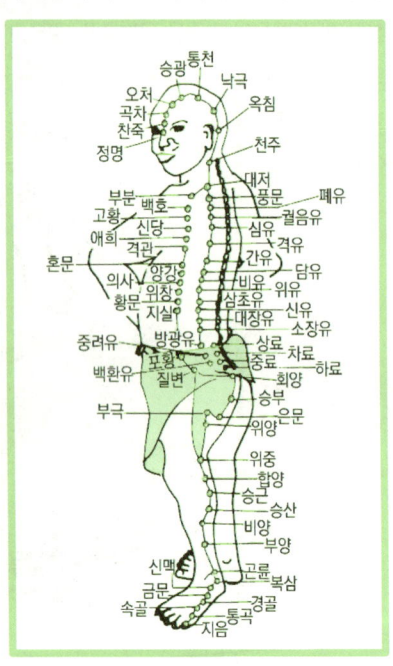

【13】 임맥任脈

임맥은 임맥·독맥·동맥이 서로 만난다는 회음혈에서 시작하여 턱밑의 승장혈에서 끝난다. 임맥은 인체 앞부분의 음을 주관하고 음경맥을 통솔하며, 음경과 잉태에 중요한 작용을 하고, 신기腎氣나 자궁과 밀접한 관계를 가지고 있다.

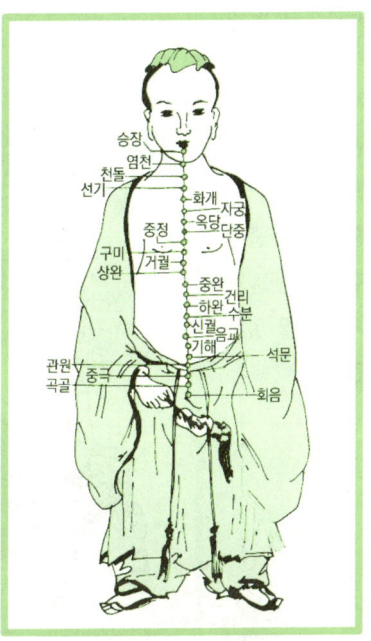

[14] 독맥督脈

독맥은 장강혈에서 시작하여 잇몸의 은교혈에서 끝난다. 독맥은 머리 뇌와 척추의 근처에 분포되어 있으며 족궐음간경과 머리에서 서로 만난다. 따라서 실한 증세는 척추가 강직되고 경련이 일어나며, 허한 증세는 뇌수가 부족하여 어지럼증과 머리가 무거운 증세가 생긴다. 또한 독맥이 불화하면 대소변 불통이나 오줌을 흘리고, 치질 등의 증세를 일으킨다.

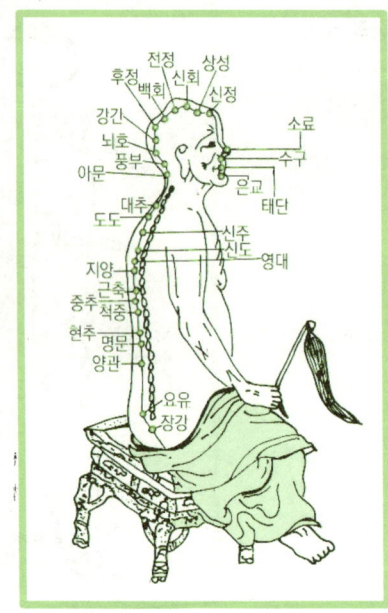

제 8장. 24절기와 특성

각 계절은 사립四立, 즉 입춘·입하·입추·입동으로 시작한다. 이 '사립'을 비롯하여 홀수 번째로 오는 절기를 '절節'이라하고, 짝수번째로 오는 것이 '중中'이 하며, 이 중이 되는 절기中氣가 음력의 12달을 이름하는 절기가 된다.

24절기 절입시간

계절	월(음력)	절·중기	절기명	절기시작(양력)	황경
봄	1월(孟春)	절기	입춘立春	2월 4일경	315
		중기	우수雨水	2월 19일경	330
	2월(仲春)	절기	경칩驚蟄	3월 6일경	345
		중기	춘분春分	3월 21일경	0
	3월(季春)	절기	청명淸明	4월 5일경	15
		중기	곡우穀雨	4월 20일경	30

여름	4월(孟夏)	절기	입하立夏	5월 6일경	45
		중기	소만小滿	5월 21일경	60
	5월(仲夏)	절기	망종芒種	6월 6일경	75
		중기	하지夏至	6월 21일경	90
	6월(季夏)	절기	소서小暑	7월 7일경	105
		중기	대서大暑	7월 23일경	120
가을	7월(孟秋)	절기	입추立秋	8월 8일경	135
		중기	처서處暑	8월 23일경	150
	8월(仲秋)	절기	백로白露	9월 8일경	165
		중기	추분秋分	9월 23일경	180
	9월(季秋)	절기	한로寒露	10월 8일경	195
		중기	상강霜降	10월 23일경	210
겨울	10월(孟冬)	절기	입동立冬	11월 7일경	225
		중기	소설小雪	11월 22일경	240
	11월(仲冬)	절기	대설大雪	12월 7일경	255
		중기	동지冬至	12월 22일경	270
	12월(季冬)	절기	소한小寒	1월 6일경	285
		중기	대한大寒	1월 21일경	300

24절기의 특성

계절	절기명		보양음식	색	소리	율려	맛
봄	1월	입춘 우수	보리 양고기	푸른색	각성	태주	신맛 누린내
	2월	경칩 춘분				협종	
	3월	청명 곡우				고선	
여름	4월	입하 소만	콩밥 닭고기	붉은색	치성	중려	쓴맛 탄내
	5월	망종 하지				유빈	
	6월	소서 대서				입종	
가을	7월	입추 처서	참깨 개고기	흰색	상성	이칙	매운맛 비린내
	8월	백로 추분				남려	
	9월	한로 상강				무역	
겨울	10월	입동 소설	기장밥 돼지고기	검은색	우성	응종	짠맛 썩은내
	11월	대설 동지				황종	
	12월	대한 소한				대려	

24절기와 특성

9장. 오장육부의 활동이 왕성해지는 시간

뇌 속 깊숙이 있는 시상하부에 생체리듬을 주관하는 생체시계가 있다. 낮에는 긴장할 때 작동하는 교감신경이 우세해서 거의 모든 장부가 활발히 움직여 정상적이 상태를 유지한다.

12시진	24시	왕성한 장부
자	23~1시	담
축	1~3시	간
인	3~5시	폐
묘	5~7시	대장
진	7~9시	위장
사	9~11시	비장
오	11~13시	심
미	13~15시	소장
신	15~17시	방광
유	17~19시	신
술	19~21시	심포
해	21~23시	삼초

그러나 밤엔 편안할 때 작동하는 부교감신경이 우세하게 움직인다. 따라서 심장박동과 혈압이 떨어지며, 호흡이 줄고, 동공이 축소되고, 기관지가 수축하고, 땀의 분비가 줄어들고, 괄약근이 느슨해진다. 그래서 기침이 잦아지고, 가려움증 입냄새 가슴앓이 등이 심해지며, 심장병도 발작하기가 쉽다.

이러한 것을 잘 연구하여 자신의 몸상태와 맞춤으로써, 보다 건강하고 안정적인 생활을 누릴 수 있는 것이다. 이러한 현상을 1년 12달 24절기로 나누어서 생각한 것이 바로 진희이 선생의 「24수진」이다.

대유학당 출판물 안내

자세한 사항은 대유학당으로 문의해 주십시오.
전화 : 02-2249-5630 / 02-2249-5631
입금계좌 : 국민은행 807-21-0290-497 예금주-윤상철
홈페이지 : 대유학당 www.daeyou.net
서적구입 : www.daeyou.or.kr

주역			
	주역입문2	김수길·윤상철 지음	15,000원
	미래를 여는 주역	김석진 지음	8,000원
	대산주역강해(상/하)	김석진 지음	30,000원
	주역전의대전역해(상/하)	김석진 번역	70,000원
	주역인해	김수길·윤상철 번역	12,000원
	대산석과(대산의 주역인생 60년)	김석진 지음	20,000원
	우리의 미래(대산선생이 바라본)	김석진 지음	10,000원

주역 활용			
	황극경세(전3권)	윤상철 번역	150,000원
	하락리수(전3권) 2009개정	김수길·윤상철 번역	90,000원
	하락리수 CD	윤상철 총괄	400,000원
	대산주역점해	김수길·윤상철 번역	27,000원
	매화역수	김석진 지음	20,000원
	후천을 연 대한민국	윤상철 지음	16,400원
	주역신기묘산	윤상철 지음	20,000원
	육효증산복역(전2권)	김선호 지음	40,000원

음양 오행학			
	오행대의(전2권)	김수길·윤상철 번역	35,000원
	음부경과 소서 심서(전3권)	김수길·윤상철 번역	22,000원
	전정판 천문류초	김수길·윤상철 번역	20,000원
	태을천문도(2008 개정판)	윤상철 총괄	100,000원
	연해자평(번역본)	오청식 번역	50,000원

예언 꿈			
	예언의 허와 실	현오스님 지음	9,600원
	꿈! 미래의 열쇠	현오스님 지음	20,000원
	꿈과 마음의 비밀	현오/류정수 지음	9,000원
	옴! 그림으로 푼 천수경	대명스님 지음	12,000원

기문 육임			
	기문둔갑신수결	류래웅 지음	16,000원
	육임입문 123 (전3권)	이우산 지음	50,000원
	육임입문 720과 CD	이우산 감수	100,000원
	육임실전	이우산 지음	30,000원
	대육임필법부	이우산 평주	35,000원

사서류			
	집주완역 대학	김수길 번역	25,000원
	집주완역 중용 (상/하)	김수길 번역	38,000원
	강독용 대학/중용	김수길 감수	11,000원
	부수활용 성어사전	유화동 지음	35,000원
	소리나는 통감절요	김수길·윤상철 번역	25,000원

자미 두수			
	자미두수 전서 (상/하)	김선호 번역	100,000원
	실전 자미두수 (전2권)	김선호 지음	36,000원
	심곡비결	김선호 번역	43,200원
	자미두수 입문	김선호 지음	20,000원
	자미두수 전문가용 CD	김선호/김재윤	400,000원
	중급자미두수 (전3권)	김선호 지음	60,000원

손에 잡히는 경전

❶ 주역점
❷ 주역인해 (원문+정음+해석)
❸ 대학 중용 (원문+정음+해석)
❹ 경전주석 인물사전
❺ 도덕경/음부경
❻ 논어
❼ 절기체조
❽ 맹자(1)
❾ 맹자(2)

각권 288~336p 10,000원

부록

❃ 오장론 · 161
1. 심장 — 161
2. 간장 — 163
3. 비장 — 165
4. 폐장 — 167
5. 신장 — 169

❃ 팔단금좌공법 · 171
1. 제1도 고치집신 — 173
2. 제2도 미요천주 — 175
3. 제3도 적룡교해 — 176
4. 제4도 마운신당 — 179
5. 제5도 단관녹로 — 180
6. 제6도 쌍관녹로 — 181
7. 제7도 예수안정 — 182
8. 제8도 수족구반 — 183

❃ 몸의 각 부위를 좋게 하는 운동 · 185

❃ 안마도인결 · 199

❃ 신선들의 건강법 · 203
1. 이노군/무릎운동 — 203
2. 태청조사/한열치유 — 205
3. 서신옹/기운증진 — 206
4. 철괴선/뇌졸중치유 — 207
5. 하선고/무릎운동 — 209
6. 백옥섬/복통치유 — 210
7. 진니환/풍증치유 — 211
8. 한종리/머리를 맑게함 — 212
9. 조상조/정력강화 — 213
10. 허정천사/수면 수련 — 214
11. 이서섬/몽정 치유 — 215
12. 장진노/정신집중법 — 216
13. 위백양/뇌졸중 치유 — 217
14. 설도광/원기를 기름 — 218
15. 갈선옹/가슴 여는 법 — 219
16. 왕옥양/통증 다스림 — 220
17. 마고/기맥 소통 — 221
18. 장과노/열 조절 — 222
19. 진자득/수면 수련 — 223
20. 석행림/단전 데움 — 224
21. 한상자/지극정성법 — 225
22. 소영녀/손발치유 — 226
23. 여순양/임맥비법 — 227
24. 진희이/정력강화 — 229